Dr. med. Peter Heilmeyer | Claudia Lenz

ALTERN – EINE THERAPIERBARE KRANKHEIT

Dr. med. Peter Heilmeyer
Claudia Lenz

ALTERN
EINE THERAPIERBARE
KRANKHEIT

Mit der praktischen 3-Säulen-Strategie
die Zellen erneuern und
krankhafte Alterungsprozesse heilen

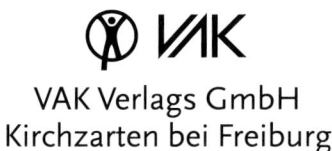

VAK Verlags GmbH
Kirchzarten bei Freiburg

Haftungsausschluss

Dieses Buch ist in erster Linie für Lernzwecke gedacht. Es soll kein Ersatz für eine individuelle medizinische Beratung sein. Wenn Sie einen medizinischen Rat einholen möchten, konsultieren Sie bitte einen qualifizierten Arzt oder Heilpraktiker.

Die Autoren und der Verlag übernehmen keine Haftung für Verbesserungen oder Verschlechterungen Ihres Gesundheitszustandes oder für sonstige Personen-, Sach- oder Vermögensschäden.

Hinweis

Um die Lesbarkeit nicht zu stören, verwenden wir geschlechtsspezifische Bezeichnungen wie Arzt, Heilpraktiker, Forscher etc. teilweise nur in der männlichen Form. Wir beziehen in diesen Fällen selbstverständlich immer auch andere Geschlechter mit ein.

Bibliografische Information der Deutschen Nationalbibliothek

Die Deutsche Nationalbibliothek verzeichnet diese Publikation in der Deutschen Nationalbibliografie; detaillierte bibliografische Daten sind im Internet über http://dnb.d-nb.de abrufbar.

VAK Verlags GmbH
Eschbachstr. 5, 79199 Kirchzarten, Deutschland
www.vakverlag.de

© VAK Verlags GmbH, Kirchzarten bei Freiburg 2024
Lektorat und Korrektorat: Gina Janosch, Freiburg
Produktion: Schmieder Media GmbH
Umschlagdesign: Kathrin Steigerwald, Hamburg
Layout und Satz: Marcus Taeschner, Ratzeburg
Fotografie und Infografik: shutterstock.com (Seiten 17, 21, 22, 29, 34, 41, 46, 48, 51, 55, 57, 58, 61, 63, 68, 71, 73, 77, 79, 87, 105, 109, 113, 145, 148, 151, 152, 160), Staatliche Museen zu Berlin, Gemäldegalerie (Seite 12), Karl-Henning Seemann (Seite 13), Marcus Taeschner (Seiten 37, 83, 141)
Druck: Himmer GmbH, Augsburg
Printed in Germany

ISBN 978-3-86731-267-7

Inhalt

Vorwort

☐ **Bitte schicken Sie mir regelmäßig die neuen VAK-Kataloge**

☐ **Ich möchte Ihren E-Mail-Newsletter abonnieren:**

Sie erhalten von uns eine Bestätigungs-E-Mail.
Erst nach der Bestätigung dieser E-Mail bekommen
Sie den gewünschten Newsletter zugeschickt.

_____

(meine E-Mail-Adresse)

Mein Kommentar:

Diese Karte entnahm ich dem Buch:

Besuchen Sie uns auf unserer Website: www.vakverlag.de

Bitte senden Sie mir einmalig:

☐ **Die aktuellen VAK-Kataloge**

Buchprogramm
(Bücher rund um Gesundheit, Ernährung,
Lernen, Neues Bewusstsein, Kinesiologie)

und X-Sachen-Katalog
(lernen, Gesundheit, Ernährung, Psychologie,
Haushalt und Umwelt, Kinesiologie)

Deutsche Post

ANTWORT

VAK Verlags GmbH
Eschbachstraße 5
79199 Kirchzarten
Deutschland

Absender:

Name

Straße / Hausnr.

PLZ   Ort

Land

Telefon

Telefax

E-Mail

Vorwort von Dr. Peter Heilmeyer

»Altern ist eine Krankheit«

Mehr und mehr Mediziner schließen sich dieser Aussage an. Denn die Forschungen der letzten Jahrzehnte zeigen: Mit steigendem Alter erhöht sich das Risiko für tödliche Krankheiten exponentiell, und zwar für jede einzelne dieser Krankheiten. Zu ihnen gehören

- Demenzerkrankungen
- Herz- und Hirninfarkte sowie Herzversagen
- COPD
- Diabetes
- Krebserkrankunge

Alternde Menschen sind vor allem aufgrund der Vielzahl von zusammenkommenden Krankheiten mit einer abnehmenden Lebensqualität konfrontiert, damit einhergehend auch mit einer höheren Wahrscheinlichkeit, früh(er) zu sterben. Das wurde mir selbst während meiner langjährigen Arzttätigkeit als Internist und Sportmediziner mehr und mehr bewusst. Diese Erkenntnis ist einer von vielen Gründen, warum ich mich seit vielen Jahren intensiv – und auch ganz persönlich – mit den Mechanismen des Alterns beschäftige.

Und ich schließe mich voll und ganz den Worten von Professor David A. Sinclair an, der in seinem Buch »Das Ende des Alterns« Folgendes schreibt: »Ich halte Altern für eine Krankheit. Ich glaube, dass man es behandeln kann. Ich glaube, dass wir es noch zu unseren Lebzeiten behandeln können. Und dabei, so glaube ich, wird sich unser gesamtes Wissen über die Gesundheit der Menschen grundlegend wandeln« (Sinclair, 2019, S. 127).

Ebenso wie Sinclair bin ich davon überzeugt, dass all den eingangs aufgezählten einzelnen Alterskrankheiten gemeinsame zelluläre Mechanismen zugrundeliegen. Anstatt mit Milliardenaufwand Symptome von Alterskrankheiten zu behandeln, halte ich es daher für sinnvoll, diese grundlegenden Störungen zu behandeln, um die einzelnen Alterskrankheiten zu verhindern bzw. deren Eintreten zu verzögern.

In den USA gibt es – nicht zuletzt aufgrund von Sinclairs bahnbrechenden Erkenntnissen – derzeit eine heftige Diskussion darüber, ob die **Behandlung des Alterns an sich** eine von der Krankenkasse zu finanzierende Leistung sein soll. Eines der schlagkräftigsten Argumente der Befürworter eines solchen Schritts ist, dass viele Substanzen, die altersprophylaktisch wirken, vergleichsweise preiswert sind.

So weit sind wir hier in Deutschland leider noch lange nicht! Doch vielleicht kann dieses Buch ein wenig dazu beitragen, die Mechanismen des Alterns auch für den medizinischen Laien verständlich darzulegen und daraus abgeleitete **einfache und preiswerte Anti-Aging-Maßnahmen** populär(er) zu machen.

Das würde auf jeden Fall dazu beitragen, dass weniger Geld verbrannt wird durch teure Medikamente, Operationen, Behandlungen, Reha-

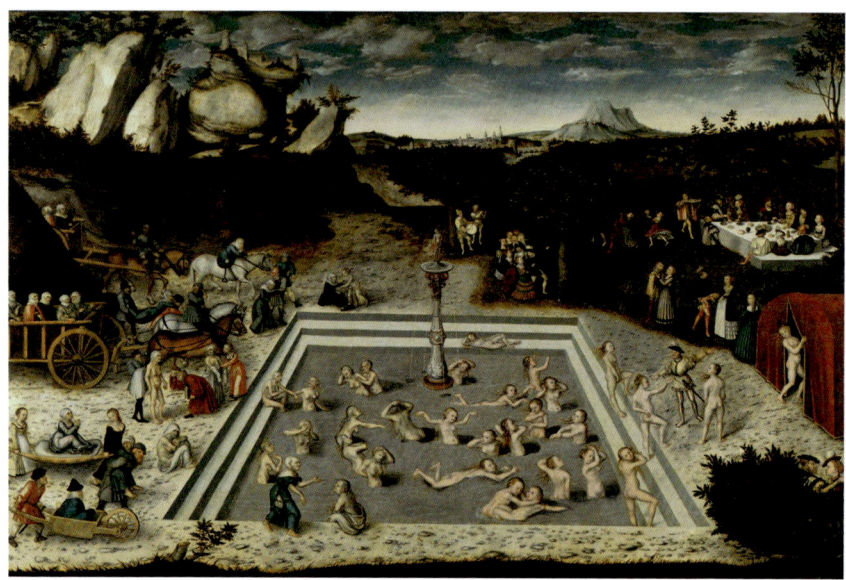

Maßnahmen, die altersbedingte Krankheiten nach sich ziehen. Und es würde für die Betroffenen und deren Angehörige einen enormen Gewinn an wertvoller Lebenszeit bedeuten.

Das Altern überwinden – zwei Beispiele aus der Kunst

Die Suche nach der »ewigen Jugend« treibt die Menschen seit Urzeiten um. Es sind zahlreiche Sagen und Mythen aus den unterschiedlichsten Kulturen, aus verschiedenen Religionen überliefert. Auch Zeugnisse bildlicher Art von paradiesischen Vorstellungen des Jung-Bleibens bzw. Wieder-jung-Werdens gibt es zuhauf. Ein berühmtes Beispiel ist das Bild »Der Jungbrunnen« von Lucas Cranach d. Ä. aus der Mitte des 16. Jahr-

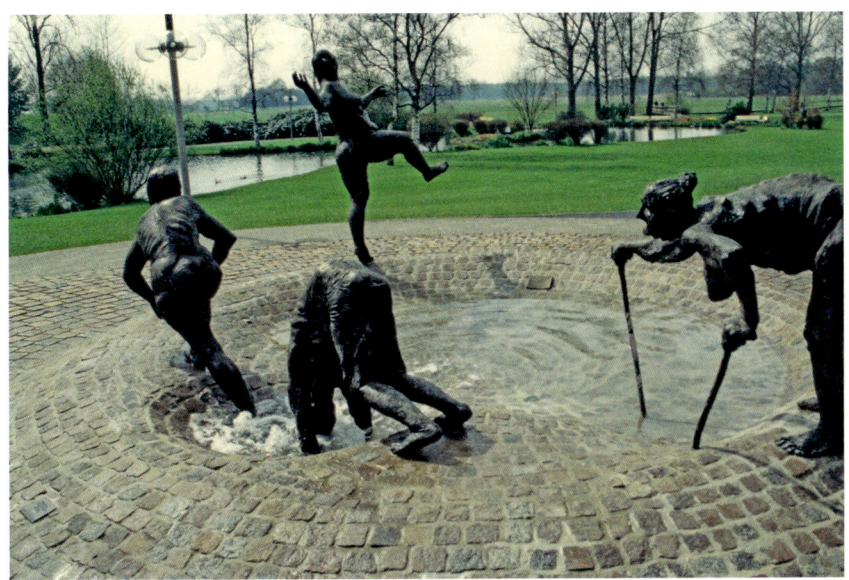

hunderts, auf dem links kranke, alte und gebrechliche Menschen in den Jungbrunnen steigen und rechts gesund, schön und verjüngt wieder aussteigen.

Doch auch in der Gegenwartskunst ist der Jungbrunnen ein wiederkehrendes Thema. Oben ein Beispiel aus der modernen Bildhauerei: der »Gesundbrunnen« im Kurpark von Bad Buchau/Baden-Württemberg, erstellt Mitte der 1990er Jahre.

Es handelt sich um vier lebensgroße Bronzefiguren, die vier Entwicklungsstufen einer einzigen Person darstellen: Diese kommt alt und gekrümmt zur Quelle, taucht mühsam hinein, steigt verjüngt wieder heraus und springt mit jugendlichem Schwung davon.

In den letzten Jahrzehnten und besonders intensiv in den letzten Jahren sind in der Medizin Forschungen mit bahnbrechenden Ergebnissen durchgeführt worden, die den Menschheitstraum von der ewigen Jugend in greifbare Nähe rücken könnten.

Aktuelle Forschungsergebnisse veranlassten David A. Sinclair, Verfasser des renommierten Buches »Das Ende des Alterns«, sogar zu der Aussage, dass es aus seiner Sicht keine Obergrenze des menschlichen Alterns gibt: »Kein biologisches Gesetz sagt, dass wir altern müssten«, schreibt er. Sinclair widmet in seinem Werk allerdings auch der nötigen Vorsorge, die wir treffen müssen, breiten Raum. Diese betreffen u. a.

- moderne Überwachungssysteme für Kreislauf, Atmung, Motorik, um bei Auffälligkeiten frühzeitig entgegenwirken zu können,

- die regelmäßige Kontrolle des Zucker-, Fett- und Entzündungsstoffwechsels, welche mit einfachen und preiswerten Untersuchungen durchführbar ist,

- die zielgerichtet lebensverlängernde Lebensweise jedes Einzelnen.

Es geht in diesem Buch darum, wie wir es schaffen können, unser Leben in Gänze in Gesundheit zu verlängern, anstatt über Jahre und Jahrzehnte hinweg nur einzelne alters- und verschleißbedingte Krankheiten zu behandeln. Es geht darum, dass wir bis ins hohe Alter, wo auch immer wir die Jahreszahl ansiedeln mögen, in guter Befindlichkeit, in guter körperlicher, aber auch psychischer Verfassung leben können.

> **Mein Credo: Ein längeres, gesünderes Leben können wir nur durch das Ausbremsen des Alterns auf allen Ebenen erreichen.**

Doch der Reihe nach ...

Beginnen wir dieses Buch mit den Symptomen des Alterns und wesentlichen Erkenntnissen, warum wir eigentlich altern. Die darauffolgenden Kapitel werden aufzeigen, welche Möglichkeiten es nach aktuellem Stand der Wissenschaft gibt, dem Altern entgegenzuwirken.

Meiner Überzeugung nach steht das »Anti-Altern« auf drei Säulen:

- **Säule 1 – Anti-entzündlich leben:** Erfahren Sie Grundlegendes über die Ursachen von entzündlichen und altersfördernden Erkrankungen und lernen Sie Basismaßnahmen gegen Entzündungen im Körper kennen.

- **Säule 2 – Anti-Aging auf der genetischen Ebene:** In diesem Kapitel werden wir tief einsteigen in die Welt der winzigsten Bausteine unseres menschlichen Lebens. Dabei wird aufgezeigt, dass die Umsetzung der genetischen Information mit zunehmendem Alter ungenauer wird. Und es werden Möglichkeiten aufgezeigt, wie wir etwas dagegen tun können.

- **Säule 3 – Anti-Aging-Lebensstilmaßnahmen:** Hier wird es um »Hormesis« gehen, das ist der Fachbegriff dafür, dass in jedem Bereich unseres Lebens das Maß und die Menge den Ausschlag geben, ob wir gesund bleiben und wie gesund wir bleiben bzw. wieder werden.

Auf all diese so verschiedenen Einflussfaktoren und auch Möglichkeiten, sie zu modifizieren, werden wir in diesem Buch eingehen, werden versuchen, Hintergründe und Zusammenhänge gut verständlich zu erklären, damit Sie möglichst gesund ein möglichst hohes Alter erreichen können.

Anschließend an die durch Studien abgesicherten wissenschaftlichen Erkenntnisse werde ich Ihnen noch meinen ganz persönlichen und bisher erfolgreichen Weg hin zur Ausbremsung meines eigenen Alterns vorstellen. Dabei geht es einerseits um Substanzen, Nahrungsergänzungsmittel, die ich teilweise seit Jahrzehnten regelmäßig einnehme, um meiner eigenen Alterung entgegenzuwirken. Kernpunkte sind andererseits auch ein ganz allgemein gesundheitsbezogener Lebensstil mit besonderem Augenmerk auf die Bewegung und Ernährung.

Zum Abschluss des Buches werden die dargelegten Informationen in Hinblick auf den Stand der aktuellen Situation in Deutschland kritisch diskutiert.

Begeben Sie sich mit mir und meiner Co-Autorin Claudia Lenz auf diese spannende und hoffentlich erkenntnisreiche Reise in ein weniger schnelles Altern und eine möglichst lange, umfassend gesunde Lebenszeit.

Dr. med. Peter Heilmeyer

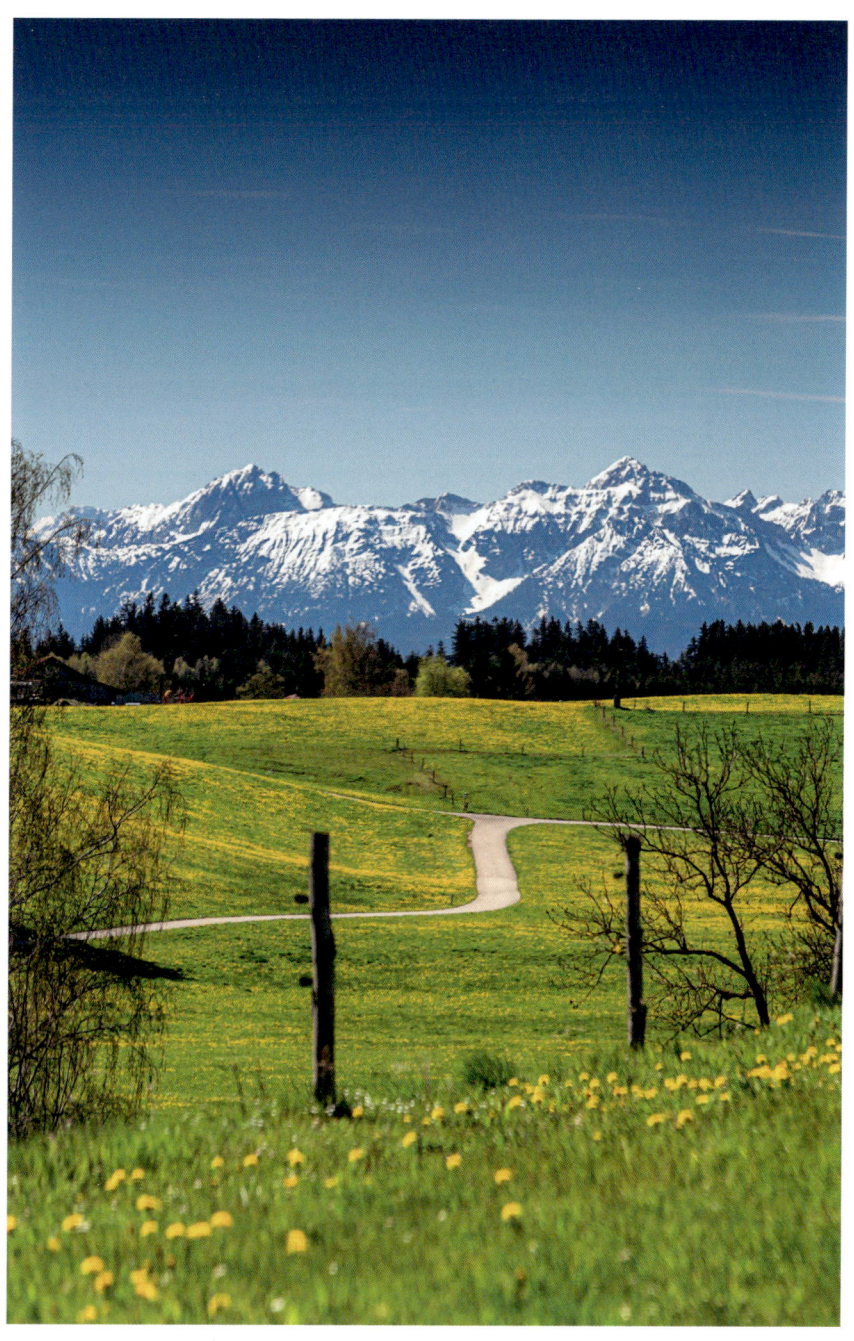

Was sind die Symptome des Alterns, und warum altern wir?

Was sind die Symptome des Alterns, und warum altern wir?

Ganz allgemein kann man das Altern beschreiben als

- eine Verschlechterung der Gesundheit in vielen Bereichen/ Organen des Körpers
- und dadurch eine Abnahme der Vitalität
- mit zunehmend ganzheitlichen negativen Auswirkungen auf Körper und Geist.

Seit jeher beschäftigen sich die Menschen mit diesen äußerlichen Anzeichen des Alterns, auch bildlich. Vom 17. bis zum Ende des 19. Jahrhunderts waren beispielsweise Darstellungen des menschlichen Lebenslaufs in Form von sogenannten Lebenstreppen sehr populär. Das Leben eines Menschen wurde in Form von auf- und absteigenden Stufen dargestellt. Wobei die absteigenden Treppen genauso steil waren wie die aufsteigenden.

> **Das Ziel der modernen Altersforschung besteht darin, die absteigenden Stufen auf der Lebenstreppe möglichst weit zu verflachen.**

Die jahrhundertelang rein äußerliche Beschreibung des Alterungsvorgangs ist von der modernen Wissenschaft abgelöst worden durch eine extreme Innensicht: Forscher sind in den letzten Jahrzehnten bis tief in die molekularen Grundlagen des Alterns vorgedrungen.

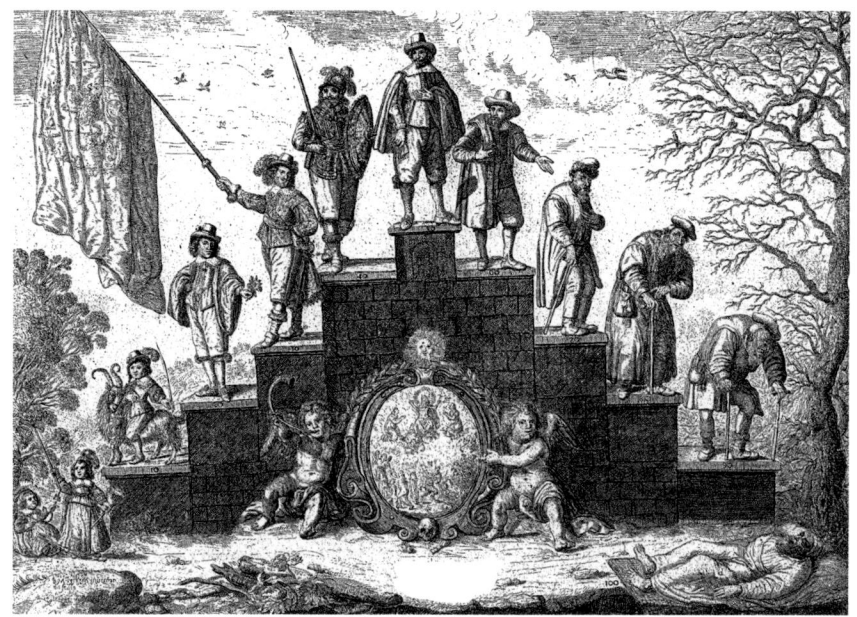

Es geht inzwischen darum, die zugrundeliegenden biologischen Vorgänge zu entschlüsseln – mit dem Ziel, das Altern in seiner Gänze letztendlich so gut zu verstehen, dass man es praktisch stark verlangsamen oder gar stoppen kann.

Die Merkmale des Alterns

Bereits im Jahr 2013 veröffentlichte eine internationale europäische Wissenschaftlergruppe einen vielbeachteten Artikel über die neun Kennzeichen des Alterns (López-Otín et al. »The Hallmarks of Aging«) auf zellulärer sowie chromosomaler bzw. genetischer Ebene. Wir werden hier auf die für uns wichtigsten sieben dieser Kennzeichen mit jeweils

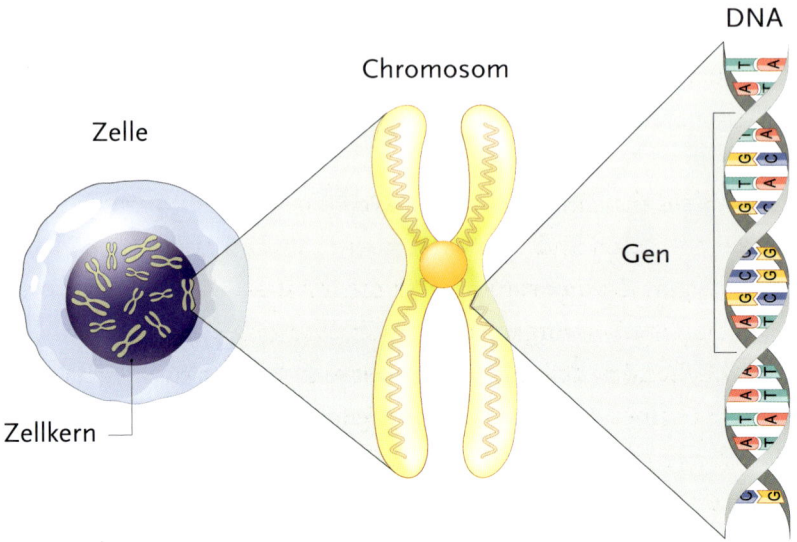

Zelle

Zellkern

Chromosom

DNA

Gen

einigen erklärenden Sätzen eingehen. Tiefergehende Ausführungen finden Sie in den nachfolgenden Kapiteln, auf die jeweils verwiesen wird.

- **Instabilität des Epigenoms:** Während der Träger unserer Erbinformationen, die DNA, ausgesprochen stabil ist – die darin codierten Informationen über den Organismus können Tausende Jahre lang bewahrt werden –, gibt es Strukturen, die sich auf der DNA befinden bzw. die DNA überprägen. Sie bewirken, dass einzelne Gene (Erbinformationen) nicht mehr abgelesen werden. Diese Gen-An- und Ausschalter, die das ererbte Genom zum individuellen Epigenom machen (die Vorsilbe epi-, griechisch, bedeutet auf/darauf), sind allerdings deutlich instabiler als die Gene an sich, funktionieren daher mit zunehmendem Alter immer ungenauer. Das ist ein wesentlicher Faktor für das Altern auf der

Ebene der Genetik. Tiefer einsteigen werden wir in die spannende Welt der Epigenetik und die Bedeutung des Epigenoms für das Altern im Kapitel »Anti-Aging-Säule 2« ab S. 54.

- **Verschleiß der Chromosomen-Enden** (fachsprachlich: Telomere), was ein Ablesen und Duplizieren der Erbinformation von den betroffenen Chromosomen nicht mehr zulässt. Mit jedem Ablese- und Duplikationsvorgang an den Chromosomen und dem anschließenden Teilungsvorgang einer Zelle verkürzen sich die Chromosomen-Enden. Diese sind jedoch, so wie plastikumhüllte Schnürsenkelenden für das Binden eines Schuhs, wichtig für das Ablesen der Geninformationen auf den Chromosomen. Sind die Telomere abgenutzt, kann die betroffene Zelle sich nicht mehr teilen. Auch auf dieses Thema werden wir im Kapitel »Anti-Aging-Säule 2« noch weiter eingehen.

- **Unzureichende bzw. falsche Verstoffwechslung von zugeführten Nährstoffen:** Insbesondere ein ständiges Überangebot an Nahrung – ein regelmäßiger Zustand in westlichen Zivilisations-gesellschaften – lässt unsere hormonellen und zellulären Mechanismen, die Nährstoffe erkennen, abstumpfen. Die Folge: Zellen bekommen nicht mehr die Nahrung, die sie benötigen, die Zellregeneration, das Zellwachstum und andere wichtige Zell-funktionen geraten aus dem Gleichgewicht. Mehr dazu im Kapitel »Anti-Aging-Säule 3«, im Speziellen ab S. 92.

- **Eine Fehlfunktion in den Mitochondrien, den Energiekernen unserer Zellen:** Jede unserer Körperzellen besitzt ein eigenes »Zell-kraftwerk«, in dem die Energie für alle Vorgänge innerhalb der Zelle bereitgestellt wird. Ist diese Energieproduktion beeinträchtigt (was aus den verschiedensten Gründen eintreten kann, u.a. Krankheiten, Stress, Umweltbelastung, falsche Ernährung, zu wenig Bewegung), können Zellvorgänge nicht mehr regulär ablaufen. Es häufen sich schädigende oxidierende Radikale in der Zelle an, die wiederum Zellstrukturen irreparabel schädigen können. Weitere Ausführungen dazu im Kapitel »Hormesis« (ab S. 82).

- **Die Anhäufung von nicht mehr teilungsfähigen Zellen:** Diese liegen funktionslos im Gewebe, wirken allerdings entzündungsfördernd. Das hat zur Folge, dass sich Gewebe nicht mehr regelgerecht erneuern können. Detaillierte Informationen dazu gibt es im Kapitel mit den genetischen und epigenetischen Grundlagen ab S. 62.

- **Stammzellerschöpfung:** Als Stammzellen werden noch nicht ausdifferenzierte Zellen bezeichnet, die sich zu einer differenzierten Art von Gewebezelle entwickeln können (also etwa zu einer Leber-, Nerven- oder Blutzelle). Stammzellen befinden sich beim Erwachsenen vor allem im roten Knochenmark sowie in den Organen (Haut, Gehirn, innere Organe). Der Pool an solchen unreifen Zellen, die sich zu spezialisierten Zellen entwickeln können, leert sich allerdings mit fortschreitendem Alter. Was das für den Alterungsprozess bedeutet und welche Möglichkeiten es gibt, dem entgegenzuwirken, erläutern wir im Kapitel »Epigenetik«.

- **Eine veränderte Kommunikation zwischen den Zellen:** Mit zunehmendem Alter werden Zellen weniger kommunikativ und »schwerhörig«. Ihre Fähigkeit, Botenstoffe an Zellen in ihrer Umgebung auszuschicken, sinkt. Die Produktion von fernwirksamen Hormonen, mit denen sogar weit entfernte Organe erreicht werden könnten, geht ebenfalls zurück. Dazu kommt eine geringere Empfindlichkeit der gealterten Zellen auf all diese Botenstoffe. Dies alles hat gravierende Folgen auf das Immunsystem und auf die Bekämpfung von Infektionen ganz allgemein. Auch kann altes Zellmaterial nicht mehr so effizient beseitigt werden.

| Fazit: Es gibt keine einzelne Ursache des Alterns!

Darum sehen wir uns in den folgenden Kapiteln die wichtigsten Stellschrauben an, an denen Sie selbst drehen können, um weniger schnell zu altern und einzelne Alterungsprozesse sogar umzukehren. Es geht bei all diesen Aspekten darum, die natürlichen Zellfunktionen so weit wie möglich möglichst lange zu erhalten.

Der Hauptfokus unserer Betrachtungen liegt dabei auf

- dem (vorzeitigen) Altern infolge chronischer und den gesamten Körper betreffenden Entzündungen,
- den komplexen Hintergründen für das Altern auf der Ebene der Gene sowie
- dem richtigen Maß an anregenden, den Körper und Geist sinnvoll fordernden Lebensstilfaktoren.

Anti-Aging-Säule 1 – Gegen das Altern als entzündliche Krankheit

Anti-Aging-Säule 1 – Gegen das Altern als entzündliche Krankheit

Chronische niederschwellige Entzündungen haben das Potenzial, uns nach und nach umzubringen. So drastisch muss man das aufgrund all der wissenschaftlichen Erkenntnisse, die uns heute zur Verfügung stehen, ausdrücken.

Dabei sind Entzündungen – solange sie nur kurzzeitig und lokal begrenzt auftreten – überlebensnotwendig. Sie sind die natürliche Antwort des Körpers auf Bedrohungen und dienen der Wiederherstellung der vollen Funktionsfähigkeit unseres Körpers.

Die akute Entzündung

Lokal begrenzte Entzündungen entstehen nach dem Eindringen von Viren, Bakterien, Pilzen oder anderen körperfremden Stoffen. Auch starke andere Reize, seien es chemische, seien es mechanische (die z. B. Prellungen oder Knochenbrüche verursachen), führen zu Entzündungsreaktionen an der betroffenen Stelle.

Die Reaktion auf solch potenziell schädliche Einwirkungen auf unseren Körper läuft automatisiert und im Wesentlichen immer gleich ab: Beteiligt sind Blutplättchen und andere Eiweißstoffe aus dem Blut – diverse Botenstoffe und nicht zuletzt verschiedene Arten von Immun-

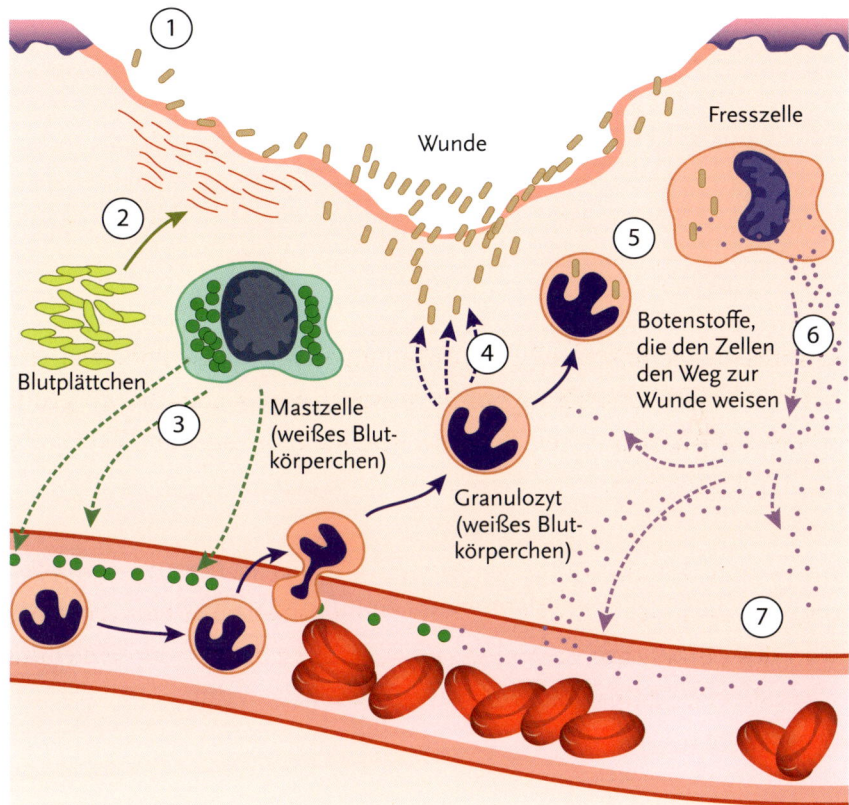

Entstehung und Verlauf einer akuten Entzündung:

1. Krankheitserreger treten durch die Wunde ins Gewebe ein.
2. Die Blutplättchen lassen das Blut an der Wundstelle verklumpen.
3. Mastzellen verändern die Gefäßdurchlässigkeit, sodass Zellen und Plasma aus dem Blutgefäß zur Wundstelle hin austreten können.
4. Granulozyten geben Stoffe ab, die Krankheitserreger unschädlich machen.
5. Granulozyten und Fresszellen können sich zudem Krankheitserreger einverleiben und diese dadurch unschädlich machen.
6. Die Fresszellen sondern Botenstoffe ab, die die Immunzellen weiterhin und ggf. noch intensiver auf die Wundstelle aufmerksam machen.
7. Die Entzündungsreaktion dauert so lange an, bis die eingedrungenen Stoffe eliminiert sind und die Wunde geschlossen ist.

zellen, die in Zusammenarbeit versuchen, einen dauerhaften Schaden für unseren Körper zu verhindern. Der komplexe Ablauf einer (heilenden) Entzündung wird in der Grafik auf Seite 29 vereinfacht dargestellt.

Die Hauptzeichen (Kardinalsymptome) solcher **akuter Entzündungen** sind:

- Schmerz und ggf. Funktionsverlust des betroffenen Körperteils bzw. des betroffenen Gewebes
- Schwellung
- Rötung
- Überwärmung

Unter normalen Bedingungen bleibt eine Entzündung lokal begrenzt und dauert einige Tage bis zu höchstens wenigen Wochen an. Im besten Fall werden die geschädigten Zellen vor Ort wieder durch neue Zellen mit derselben Funktion ersetzt. Wenn die Entzündung allerdings so langanhaltend ist, dass im betroffenen Bereich Funktionsgewebe dauerhaft verloren geht, spricht man von einer **lokal begrenzten chronischen Entzündung.** In diesem Fall wird das Funktionsgewebe dann durch Narbengewebe (Bindegewebe) ersetzt.

Ob eine Entzündung chronisch wird, hängt einerseits von den Auslösern ab und andererseits davon, wie stark das Immunsystem aktiviert wird bzw. aktiviert werden kann.

Die chronisch-systemische Entzündung (silent inflammation)

Während sich bei einer akuten, örtlich begrenzten Entzündung die Immunreaktion lokal gegen potenziell schädigende Faktoren richtet, wird unser Immunsystem bei **systemischen Entzündungen** von eigentlich eher harmlosen Stoffen/Erregern in Gänze alarmiert. Auslöser einer solchen systemischen Entzündungsreaktion können z. B. Pollen, Metalle, Herpesviren oder auch körpereigene Zellen (Autoimmunerkrankungen, Krebserkrankungen) sein. Vor allem geht es dabei um die ständige Überlastung des Immunsystems durch zu viel »Zellschrott«, also geschädigte, nicht mehr funktionsfähige Zellen.

Jede akute Entzündung zeigt mit ihren klassischen Entzündungszeichen an, dass im Körper etwas nicht stimmt. Bei einer chronisch-systemischen Entzündung fehlen diese sichtbaren und spürbaren Reaktionen allerdings weitgehend.

Zudem ist von einer systemischen Entzündungsreaktion der gesamte Körper betroffen. Dabei läuft die ganzkörperliche Entzündungsbekämpfung nach genau denselben Mechanismen ab wie die lokale Bekämpfung, die in der Grafik auf S. 29 gezeigt ist.

Aufgrund der fehlenden Hauptzeichen einer akuten Entzündung, die sowohl für den Betroffenen als auch für den Arzt deutliche Hinweise auf ein Entzündungsgeschehen geben würden, wirken systemische Entzündungen wie ein Schwelbrand im Körper: Sie sind im Alltag zumeist nur schwer (rechtzeitig) zu erkennen. Betroffene fühlen sich in vielen Fällen in der Anfangszeit »nur« dauermüde und haben ein mehr oder minder starkes allgemeines Krankheitsgefühl. Diese Art der

Entzündung wird daher auch **stille Entzündung** genannt (auf Englisch »silent inflammation«) und ist im normalen Alltag praktisch kaum erkennbar.

Hinweise auf eine silent inflammation können Beschwerden wie andauernde Müdigkeit und schnelle Erschöpfbarkeit sein. Da diese aber sehr unspezifisch sind, kann man stillen Entzündungen nur durch regelmäßige laborchemische Blutuntersuchungen auf die Spur kommen, die jeder Hausarzt leistet. Dabei geht es hauptsächlich um die Ermittlung des CRP-Werts (C-reaktives Protein, siehe S. 35 ff.).

Aufgrund ihrer eher Monate als nur Wochen andauernden, zunächst wenigen, unspezifischen oder nur sehr diffusen Beschwerden verspüren Betroffene oft lange keinen (ausreichenden) Leidensdruck, um von ärztlicher Seite eine differenzierte Suche nach Ursachen durchführen zu lassen.

Umgekehrt geht es auch den Haus- und mit eingebundenen Fachärzten häufig so, dass diese nur symptomatische bzw. lokale Therapien durchführen können – in den meisten Fällen aufgrund einer unzureichenden Kenntnis des Patienten, dessen Umfelds, dessen Lebensstils, dessen Vorgeschichte.

> Eine silent inflammation spielt sich im gesamten Körper ab (nicht auf einzelne Organe oder Gewebe beschränkt). Besonders gravierend sind allerdings die Auswirkungen auf das Gefäßsystem. Hauptursache der silent inflammation ist die nachlassende Leistung des Immunsystems (Details dazu ab S. 45).

Im Folgenden wird zunächst am Beispiel der Arterien, unserer sauerstoffführenden Blutgefäße, beschrieben, welche gravierenden Folgen über Jahre und Jahrzehnte unbemerkte, stille Entzündungen, also silent inflammation, haben können. Anschließend geht es um einen Marker für stille Entzündungen, der erst vor gut 20 Jahren als solcher erkannt wurde und inzwischen mittels Standard-Labordiagnostik einfach (und preiswert) gemessen werden kann: den CRP-Wert.

Silent inflammation – Beispiel Arteriosklerose

Als Arteriosklerose wird eine chronische degenerative Erkrankung unserer Blutgefäße bezeichnet. Betroffen sind die Adern, die das sauerstoffreiche Blut vom Herzen in alle Regionen des Körpers befördern, die Arterien. Sklerose kommt aus dem Griechischen und bedeutet übersetzt »Verhärtung« bzw. »Verknöcherung«.

Dem Alterungsprozess der Arterien, fachsprachlich der Arteriosklerose, liegt ein schleichender, fortschreitender Entzündungsprozess zugrunde. Dass dies über Jahre von uns unbemerkt geschehen kann, liegt daran, dass wir bei Entzündungsvorgängen in den Blutgefäßen keinen Schmerz verspüren. Die Blutgefäße sind nur in ihrer äußersten Schicht von Nerven durchzogen. Das bedeutet, eine in ihrem Inneren entstandene Entzündung muss schon recht weit vorangeschritten sein, muss Auswirkungen bis in die äußersten Schichten der Gefäße haben, bis wir unangenehme Symptome verspüren.

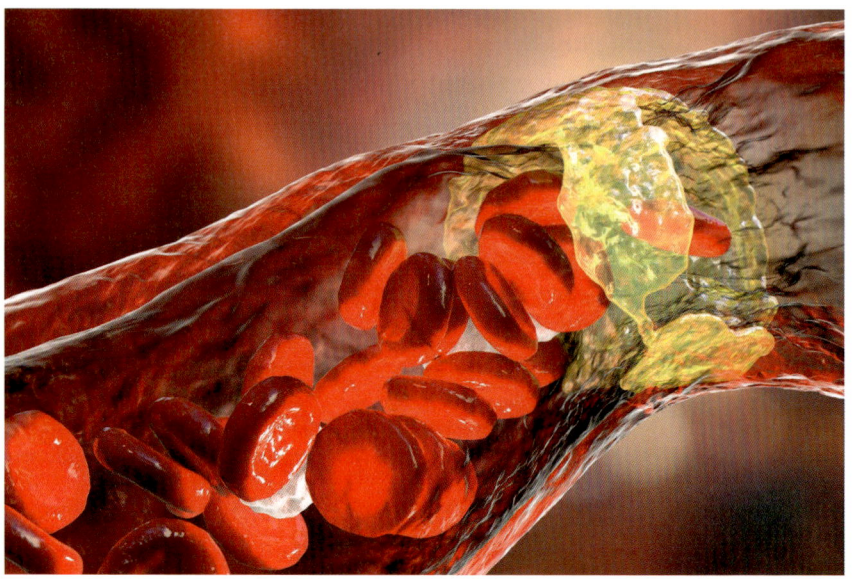

Davor ist allerdings schon viel mehr passiert:

Durch die Entzündungsvorgänge wird die Innenwand der Blutgefäße aufgeraut. Es kommt zu Anlagerungen von im Blut strömenden Substanzen – zumeist von Eiweiß-Fett-Verbindungen (im Bild gelb hervorgehoben). Je mehr sich anlagert, umso mehr verdickt und verhärtet sich die Gefäßwand, teilweise begleitet von entzündlichen Vorgängen. Folge ist der Verlust von Elastizität des Blutgefäßes sowie die Verengung des von Blut durchströmbaren Raums im Gefäß.

In unseren Blutgefäßen macht sich eine andauernde, chronische Entzündung also nicht von sich aus bemerkbar. Erst viele Jahre später werden wir die Folgen der Zerstörung des Gewebes der Adern, der Arteriosklerose, erleiden.

Das kann eine generalisierte und weit über das betroffene Gefäß hinausgehende Entzündung sein mit der folgende Gefahren einhergehen: eine Unterversorgung der Organe mit Sauerstoff, die Bildung eines Blutgerinnsels (fachsprachlich Thrombus) oder sich ablösende Ablagerungen (fachsprachlich Plaques).

Alle diese drei möglichen Folgen einer fortgeschrittenen Arteriosklerose sind potenziell lebensbedrohlich! Das hatte der universalgebildete Arzt Rudolf Virchow bereits vor mehr als 150 Jahren erkannt, und so wird er noch heute oft mit folgender Aussage zitiert: »Der Mensch ist so alt wie seine Gefäße« – eine bis heute nicht widerlegbare Aussage.

Silent inflammation – CRP als bedeutsamer Laborwert

Aufgaben des Immunsystems sind die Entgiftung sowie die Abwehr gegen Eindringlinge (Bakterien, Viren, Fremdstoffe). Immer wenn das Immunsystem aktiv wird, kann man einen Anstieg des in der Leber gebildeten CRP (C-reaktives Protein) messen. Dieses Protein ist bereits seit den 1930er-Jahren zur Bestimmung der Schwere einer Infektion bekannt. Etwa seit den 2000er-Jahren kann man CRP auch in sehr geringen Mengen messen, womit es zu einem Marker der silent inflammation, wurde. Finden Sie auf der nächsten Seite einige grundlegende Fakten zu diesem besonderen Protein.

Der 1959 geborene US-amerikanische Paul M. Ridker ist ein Epidemiologe spezialisiert auf Herz-Kreislauf-Erkrankungen und deren Prävention. Seine wohl bekanntesten Forschungen und Erkenntnisse betreffen körpereigene Stoffe (Biomarker), mit denen man stille Entzündungen erkennen kann. Bereits 1997 konnte der Mediziner und

C-reaktives Protein (CRP): Hierbei handelt es sich um einen Eiweißkörper, der vor allem in der Leber, aber auch in entzündeten Geweben gebildet wird und zum unspezifischen, angeborenen Immunsystem gehört. Er trägt dazu bei, dass tote oder absterbende Zellen, teilweise auch Bakterien aus dem Körper »entsorgt« werden. Nach seiner Entdeckung 1930, konnte man CRP lange Zeit nur in hohen Konzentrationen nachweisen, wie sie etwa bei organspezifischen Infektionen, z. B. Blinddarm-, Harnblasen-, Lungenentzündung oder Bronchitis, vorkommen. Der CRP-Wert ist daher schon seit Langem der wichtigste Blut-Laborwert, um eine Entzündung im Körper festzustellen und deren Verlauf zu kontrollieren.

Seit Beginn der 2000er-Jahre ist es durch verbesserte hochsensitive Labortests auch möglich, bereits geringe CRP-Spiegel (vormals als klinisch nicht bedeutsam bewertet) nachzuweisen, die erst im Rahmen von chronischen/stillen Entzündungen eine Bedeutung bekamen (siehe die Ausführungen zu den Forschungen von Ridker, rechts, beginnend auf S. 35). Vergleichbare Bedeutung hat der CRP-Wert auch bei Autoimmunerkrankungen wie Morbus Crohn oder rheumatoider Arthritis. Der mit diesen hochempfindlichen Labortests nachgewiesene Wert wird als hsCRP (high sensitive CRP) bezeichnet.

Interleukin 6 (IL-6) ist eine Eiweißverbindung, die Zellwachstum, -teilung und -differenzierung reguliert. Vorrangige Bedeutung von IL-6 ist die Steuerung von Immunzellen an Entzündungsherden im Körper. Die Bildung von CRP in der Leber wird am stärksten durch IL-6 angeregt.

Das kardiovaskuläre Risiko steigt linear mit der Höhe von hsCRP an

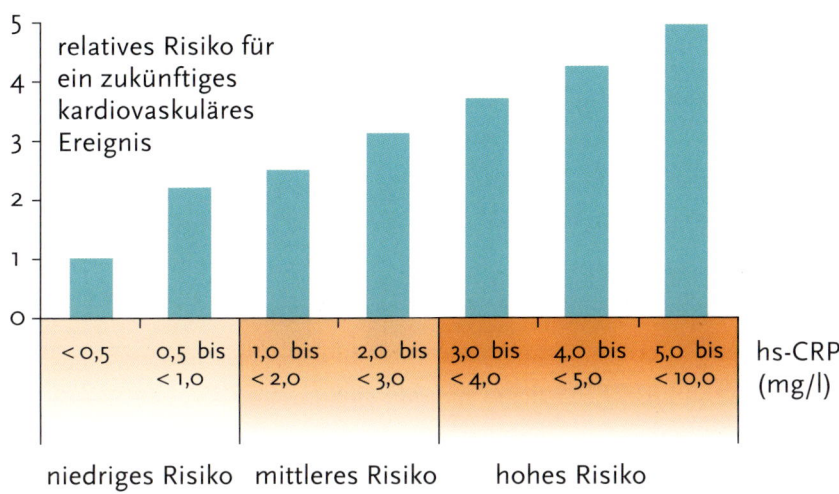

Ridker et al. Circulation 2004; 109: 1955–1959

27.939 zunächst gesunde Frauen unterzogen sich einer hsCRP-Messung. In den darauffolgenden 8 Jahren wurden alle Herzinfarkte, Schlaganfälle, Herzoperationen sowie durch Herzinfarkt verursachte Todesfälle dokumentiert und mit den hsCRP-Spiegeln zu Studienbeginn verglichen: Bei CRP-Spiegeln über 3 mg/l lag das Risiko für ein zukünftiges die Herzgefäße betreffendes Ereignis um das Vier- bis Fünffache höher als bei CRP-Spiegeln unter 0,5 mg/l.

Professor zeigen, dass erhöhte Level von hsCRP und Interleukin 6 bei einem großen Anteil derjenigen Infarktopfer gemessen wurden, bei denen man vorher »ungeklärte Risiken« vermerken musste (siehe Kasten links). Die obige Grafik zeigt am Beispiel der Herzgefäße das Ergebnis von Ridkers Forschungsarbeit bezüglich eines Zusammenhangs zwischen CRP-Blutspiegel und dem Risiko, einen Herzinfarkt bzw. Schlaganfall zu erleiden.

In der Rehaklinik Überruh wurden bei Patienten mit metabolischem Syndrom (siehe Sonderseite rechts) über Jahre hinweg regelmäßig CRP-Werte von 3–8 mg/l gemessen. Diese waren nach altem Verständnis nicht besorgniserregend, weil damit eine **akute** Infektion ausgeschossen wurde.

Andererseits, seit die Forschungsergebnisse von Ridker vorlagen, musste man auch niedrigere Werte als potenziell bedrohlich ansehen – als relevant für die Identifizierung einer silent inflammation. Immerhin hatte Ridker in einer repräsentativen Studie nachgewiesen, dass Probanden mit einem CRP-Spiegel von maximal 0,5 mg/l Blut die geringste Infarktzahl in seiner untersuchten Gruppe (knapp 28.000 Frauen) aufwiesen (siehe die vorangehende Grafik, S. 36). Der Mediziner definierte daraufhin einen Normalwert von CRP, der bei höchstens 1 mg/l Blut liegen sollte.

Inzwischen ist die Labordiagnostik so weit, also empfindlich genug, dass auch ohne teure Spezialuntersuchungen solche Erhöhungen gemessen werden können. Bei der Interpretation der Werte muss allerdings mitberücksichtigt werden, dass die CRP-Werte mit steigendem Alter natürlicherweise ansteigen. Beim alternden Menschen liegen diese regelmäßig über 1 mg/l, bei jungen Menschen dagegen unter 0,1 mg/l.

Das metabolische Syndrom – Hauptursache für silent inflammation

Als **metabolisches Syndrom** bezeichnet man das gemeinsame Auftreten von vier verschiedenen Krankheitsbildern bzw. Risikofaktoren, die vor allem in ihrem Zusammenspiel schwerwiegende Stoffwechsel- und Herz-Kreislauf-Erkrankungen begünstigen:

1. Fettleibigkeit (Adipositas)
2. erhöhter Blutzucker (Glukosetoleranzstörung)
3. Bluthochdruck (Hypertonie)
4. eine Fettstoffwechselstörung (Dyslipidämie), bei der die Triglyzerid-Blutwerte erhöht sind und gleichzeitig die HDL-Cholesterin-Konzentration im Blut zu niedrig ist

Zu 1   Was die Fettleibigkeit betrifft, gilt als Merkmal des metabolischen Syndroms insbesondere ein **bauchbetontes Übergewicht**, bei dem sich das Fett vor allem in der Bauchhöhle (also zwischen den Bauchorganen) ansammelt. Fachsprachlich wird dies Viszeralfett oder abdominales Fett genannt. Umgangssprachlich ist, was die Figur der Betroffenen beschreibt, oft vom »Apfeltyp« die Rede. Denn es handelt sich häufig auch um Menschen, die eigentlich schlank sind, aber einen ausgeprägten aufgeblähten Fettbauch haben. Entscheidend für die krankmachende Wirkung dieses abdominalen Fetts ist, dass es hormonell aktiv ist und insbesondere Stoffe bildet, die Entzündungen fördern (u. a. CRP). Damit ist das Viszeralfett eine der am meisten unterschätzten Ursachen für das Entstehen einer silent inflation.

Zu 2   Mit dem erhöhten Blutzucker geht oft eine zunehmende **Unempfindlichkeit der Zellen gegen Insulin einher, der Mediziner nennt** das Insulinresistenz. Dieses in der Bauchspeicheldrüse produzierte Hormon wird in umso höheren Mengen ausgeschüttet, umso mehr Zucker sich im Blut befindet, denn es fungiert an den Zellen als Türöffner für Blutzucker. Leider funktioniert dieser Mechanismus nicht nach dem Motto: »Viel hilft viel«, ganz im Gegenteil: Bei einem dauerhaft zu hohen Blutzuckerspiegel stumpfen die Zellen gegenüber Insulin ab. Während dadurch den Zellen Zucker zur Energiegewinnung fehlt, kreist dieser also weiter im Blut, muss aber daraus unbedingt entfernt werden, da es sonst zu lebensbedrohlichen Komplikationen kommen kann.

Der Körper hilft sich in dieser Notsituation damit, dass er den Blutzucker in die Fettzellen und in die Leber umleitet. Das wiederum mästet zum einen die Fettzellen und führt auf Dauer zu Übergewicht. Mindestens ebenso fatal sind aber auch die Auswirkungen auf die Leber, wo der Blutzucker ebenfalls in Fett umgewandelt wird, in die Leberzellen abgelagert wird und deren Funktion nachhaltig beeinträchtigt. Auf diese Weise entsteht eine Fettleber, eines der frühesten Anzeichen des metabolischen Syndroms. Eine auf Dauer bestehende Insulinresistenz wirkt nachgewiesenermaßen lebensverkürzend.

Zu 3   Ein dauerhaft zu hoher Insulinspiegel führt zu einer zu geringen Salz- und Wasserausscheidung und erhöht damit das Blutvolumen (Salz wirkt wasseranziehend). Das ist eine wichtige Ursache für erhöhten Blutdruck im Rahmen des metabolischen Syndroms. Die später aufgrund von entzündlichen Vorgängen auftretenden Schäden an den Blutgefäßen (Arteriosklerose) verstärken die Folgen des erhöhten Blutdrucks: Die Gefäße werden enger (siehe die Abbildung auf S. 34) und unflexibler, der Blutdruck steigt weiter, der Blutstrom kann leicht Stücke des anliegenden Belags abreißen mit der akuten Gefahr von Thrombosen und Infarkten.

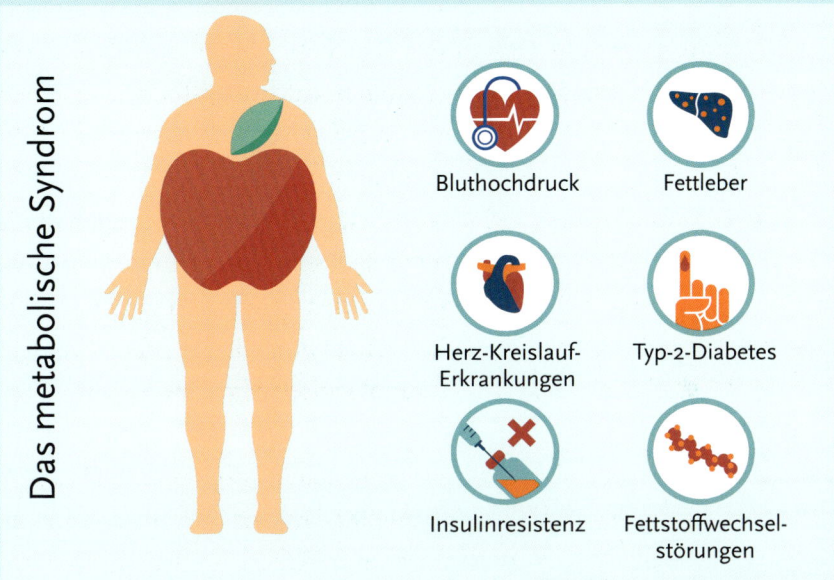

Das metabolische Syndrom

Bluthochdruck

Fettleber

Herz-Kreislauf-Erkrankungen

Typ-2-Diabetes

Insulinresistenz

Fettstoffwechsel-störungen

Zu 4 Eines der frühesten Kennzeichen des metabolischen Syndroms ist die Fettleber, wie wir es schon unter Punkt 2 erwähnt haben. Sie trägt mit den von ihr in veränderter Form abgegebenen Blutfetten besonders zur Entwicklung der Arteriosklerose bei. Die im Blut kreisenden unterschiedlichen Fette lagern sich insbesondere bei einer vorliegenden silent inflammation an den Gefäßwänden ab, dringen teilweise in die Gefäßwand ein und können dort **Entzündungsreaktionen** auslösen.

Eine Fettleber lässt sich problemlos per Ultraschall erkennen, eine Untersuchung, die jeder Hausarzt durchführen kann, und sie ist einfach zu therapieren: durch eine Normalisierung des Insulinwerts mittels einer Änderung des Lebensstils. Eine spezielle Lebertherapie ist nicht erforderlich.

1. Alle mit dem metabolischen Syndrom verknüpften Einzelerkrankungen lassen sich auf einen langfristig erhöhten Insulinspiegel im Blut zurückführen.

2. Bei Patienten mit einem metabolischen Syndrom liegt IMMER eine silent inflammation vor.

3. Ein metabolisches Syndrom bedeutet daher in jedem Fall unnötiges vorzeitiges Altern und führt zu einer nachweislich verkürzten Lebenszeit.

Die entscheidende Therapie ist die Absenkung des Insulinspiegels durch eine kohlenhydratarme Ernährung. Damit bessern sich rasch **alle** Symptome des metabolischen Syndroms. In Kombination mit weiteren Lebensstilmaßnahmen wie ausreichend Bewegung, dem richtigen Maß an körperlicher und psychischer Belastung bei gleichzeitig ausreichenden Erholungsphasen. Ausführlicheres dazu finden Sie im Kapitel »Hormesis«.

Silent inflammation zerstört Zellstrukturen

Im Rahmen von Entzündungsvorgängen werden verstärkt oxidierende Substanzen (aggressive Sauerstoffverbindungen/Sauerstoffradikale) gebildet, wenn es etwa – im Rahmen einer akuten Entzündung – darum geht, Bakterien, Viren, aber auch kranke/nicht mehr funktionstüchtige Zellen zu zerstören. Vor allem die sogenannten Fresszellen unseres Immunsystems erzeugen große Mengen an Sauerstoffradikalen.

Sauerstoffradikale wirken sehr aggressiv und können alle organischen Strukturen schädigen, insbesondere z. B. Enzyme (Boten- und Vermittlerstoffe), Strukturproteine und sogar die DNA, also unser Erbgut. Sie entstehen in unserem Körper ständig – und völlig ohne eine bestehende Entzündung – aufgrund der ganz regulären Stoffwechselvorgänge.

> Bei akuten Entzündungen kann das Gewebe im Allgemeinen die verstärkte Bildung von Sauerstoffradikalen recht gut verkraften, weil es über einen großen Pool an neutralisierenden Substanzen und Mechanismen verfügt. Anders bei chronischen, stillen Entzündungen. Hier sind die körpereigenen Abwehrmechanismen in absehbarer Zeit erschöpft, womit sich die aggressiven Substanzen ungehindert gegen den Körper und dessen Strukturen selbst wenden können.

Deswegen verfügt der Körper über gut funktionierende und sehr effiziente Mechanismen, um diese aggressiven Sauerstoffradikale unschädlich zu machen. Diese werden in ihrer Gesamtheit »antioxidatives System« genannt und umfassen eine Menge unterschiedlicher Eiweißverbindungen. Da die meisten von ihnen Bausteine enthalten, die nur über die Nahrung aufgenommen werden können, beruhen die meisten Ansätze zur Verminderung von Altersprozessen auch auf der Stärkung körpereigener Antioxidantien durch die Einnahme von antioxidativen Vitaminen und Spurenelementen (z. B. Vitamin C und E, Zink und Selen, aber auch bestimmter Fettsäuren wie Alpha-Liponsäure). Weiterführendes zu diesen Substanzen lesen Sie im Kapitel »Ein persönlicher Weg« ab S. 112.

Eine silent inflammation, also eine systemische Entzündung, überfordert auf Dauer das körpereigene antioxidative System, sodass mit der Alterung ständig mehr Strukturen im Körper oxidiert werden und damit unbrauchbar sind.

Daher spielen antioxidative Substanzen selbstverständlich eine wichtige Rolle bei der Ausbremsung von Altersvorgängen: Dies betrifft z. B. den Schutz der Haut vor UV-Strahlung sowie den Schutz vor Katarakt (grauem Star).

Doch ein Anti-Aging-Konzept, das lediglich auf die ausreichende Zufuhr von antioxidativen Substanzen setzt, ist wahrscheinlich nicht in der Lage, alle Alterungsvorgänge gleichmäßig abzumildern. Dies wurde in den letzten 20 bis 30 Jahren vor allem von der Populärmedizin überschätzt.

Entzündungs-Altern als Folge einer Degeneration des Immunsystems

Der italienische Immunologe Claudio Franceschi beschrieb bereits im Jahr 2000 die heute allgemein anerkannte Tatsache, dass das Immunsystem jedes Menschen sich im Verlauf des Lebens verändert: und zwar dahingehend, dass es, je älter es wird, mehr und mehr entzündungsfördernde Botenstoffe freisetzt. Er nannte dieses Phänomen »inflammaging«, auch »Inflamm-Aging« geschrieben. Der Begriff ist aus den amerikanisch-englischen Wörtern für Entzündung (inflammation) und Altern (aging) zusammengesetzt.

Franceschi vertrat auf Basis der Forschungen seines Teams die Ansicht, dass das Altern zwar mit einer erhöhten Ausschüttung an entzündungsfördernden Botenstoffen verbunden ist. Diese würden jedoch nicht akute Reaktionen des Immunsystems auslösen. Es führe auf Dauer nur zu einer leichten, jedoch chronischen und häufig den gesamten Körper betreffenden Entzündung. Es sind keine oder nur einzelne der Anzeichen für eine akute Entzündung vorhanden.

Hintergrund dieses Geschehens ist, so konnte der Immunologe weiter belegen, dass die Aktivität der erlernten und gegen spezifische Krankheitserreger gerichteten sogenannten adaptiven Immunabwehr abnimmt, während die der unspezifischeren angeborenen Immunabwehr dagegen zunimmt.

Die nachfolgende Grafik zeigt ein ausgeglichenes Ineinandergreifen von angeborener und erlernter Immunabwehr.

Das menschliche Immunsystem –
weiße Blutkörperchen mit vielfältigen Aufgaben

schnelle Antwort   langsame Antwort

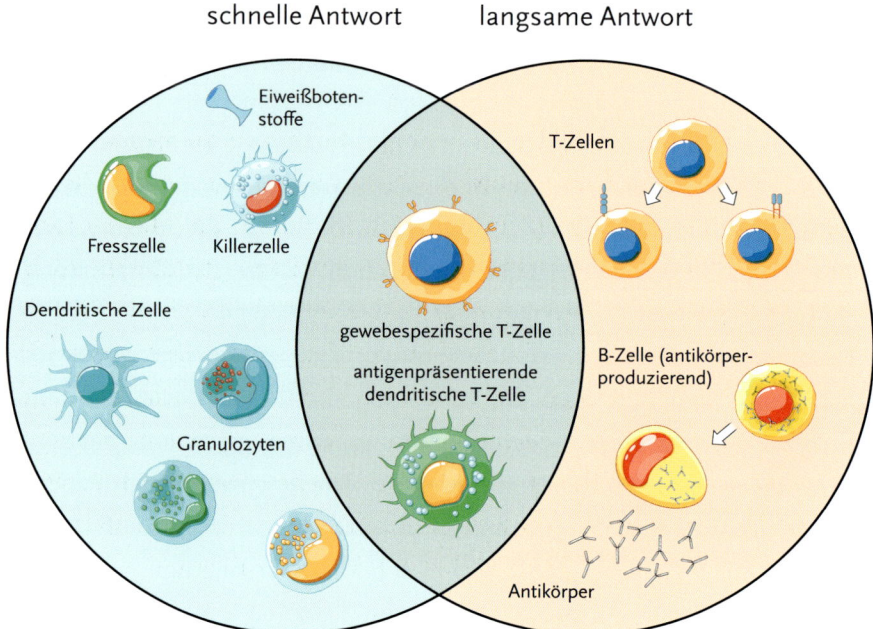

Eiweißbotenstoffe

Fresszelle   Killerzelle

Dendritische Zelle

T-Zellen

gewebespezifische T-Zelle

antigenpräsentierende
dendritische T-Zelle

Granulozyten

B-Zelle (antikörperproduzierend)

Antikörper

angeborene/unspezifische
Immunität
(Monozyten, Killerzellen und
Granulozyten)

erworbene/spezifische
Immunität
(Lymphozyten)

Das menschliche Immunsystem – ausgeklügeltes Ineinandergreifen verschiedener Schutzmechanismen

Wie die Grafik links zeigt, besteht unser Immunsystem aus zwei Komponenten, die eine gewisse Schnittmenge haben:

Links in der Grafik, hellblau hinterlegt, finden sich die Bestandteile der **unspezifischen Immunabwehr.** Diese ist uns angeboren. Zu ihr gehören unter anderem (Schleim-)Hautbarrieren, die Magensäure und die Gesamtheit der Bakterien im Darm. Dazu gehört aber auch die uns angeborene Entzündungsreaktion an sich, durch die Fremdstoffe neutralisiert bzw. abgestoßen werden sollen. Des Weiteren zählen zur unspezifischen Immunabwehr Fresszellen (fachsprachlich Phagozyten), die eingedrungene Mikroorganismen in sich aufnehmen und unschädlich machen. Bei all diesen Abwehrzellen handelt es sich um verschiedene Arten von weißen Blutkörperchen. Deren optimale Zusammenarbeit wird von Eiweißbotenstoffen koordiniert.

> Das angeborene Immunsystem dient der Beseitigung von Viren, Bakterien, Fremdstoffen aller Art sowie von nicht mehr funktionsfähigen eigenen Körperzellen.

Vorteil der angeborenen Immunabwehr ist ihre schnelle Reaktionsfähigkeit, nachteilig wirkt das relativ ungerichtete Agieren, was ggf. auch körpereigene gesunde Strukturen schädigen kann.

Auch die (aufgrund von Kontakten mit Fremdstoffen) **erlernte bzw. adaptive Immunabwehr** basiert auf verschiedenen Arten von weißen Blutkörperchen. Sie befindet sich in der nebenstehenden Grafik rötlich hinterlegt auf der rechen Seite.

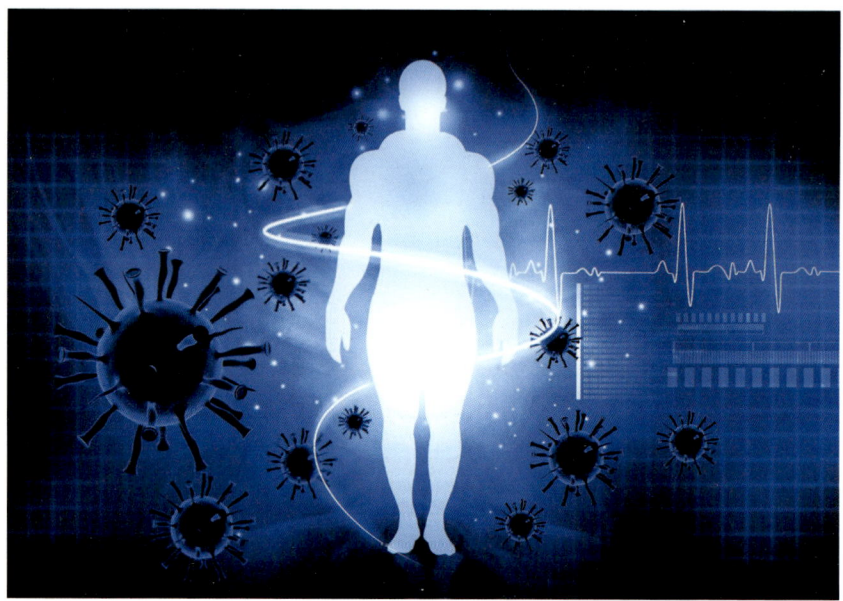

Der große Vorteil der erlernten Immunabwehr ist das sehr effiziente Agieren gegen spezifische schädigende Stoffe und »Eindringlinge«. Nachteil ist, dass dieser Teil des Immunsystems nur recht langsam reagiert.

Die Verbindung zwischen den beiden Systemen – mittig in der Grafik auf S. 46, grün hinterlegt – wird von Immunzellen gebildet, die in der Lage sind, spezifische Merkmale eines »Schadstoffs« zu präsentieren. Dies wiederum befähigt die erlernte Abwehr dazu, passende Abwehrmechanismen zu entwickeln.

Im Laufe unserer Lebenszeit altert das Immunsystem. Dies ist gekennzeichnet durch ein Nachlassen der Antwort der erlernten bzw. adaptiven Immunabwehr.

Die Veränderung und Entgleisung von Entzündungs-reaktionen durch Alterung des Immunsystems

1. Es werden mit zunehmendem Alter vermehrt Botenstoffe produziert, die für akute Entzündungen typisch sind. Dies wiederum fördert die Bildung freier Radikale – aggressiver Sauerstoffverbindungen, die prinzipiell jedes Gewebe schädigen können. Dagegen werden Botenstoffe, die das erworbene Immunsystem, insbesondere die Antikörper-produzierenden B-Zellen stimulieren, weniger ausgeschüttet.

2. Die zum erworbenen Immunsystem gehörenden T-Lymphozyten werden nicht mehr nachgebildet. Sie reifen im Thymus heran. Dieses zum Lymphsystem gehörende Organ befindet sich schon beim Fötus hinter dem Brustbein. Allerdings beginnt die Rückbildung des Thymus bereits mit der Geschlechtsreife und ist zwischen dem 40. und 50. Lebensjahr abgeschlossen. Danach können keine neuen T-Lymphozyten mehr heranreifen, wodurch das Immunsystem auf die bis dahin gebildeten, bereits auf bestimmte Antigene geprägten T-Lymphozyten angewiesen ist.

Auf eine interessante Studie zum Thema Reaktivierung des Thymus wird im Kapitel »Ausblick« eingegangen (S. 158 f.).

Zusammenfassung – Ausbremsen des Alterns auf der Ebene der stillen Entzündung

Chronische und fortschreitende systemische Entzündungen in unserem Körper beschleunigen unsere Alterung und können uns früher als nötig sterben lassen. Sie sind an nahezu allen altersbedingten Erkrankungen beteiligt oder lösen sie sogar aus, darunter:

- arteriosklerotische Erkrankungen,
- neurodegenerative Erkrankungen,
- Krebserkrankungen,
- Arthrose.

Die von chronischen Entzündungen ausgehende Gefahr kommt dabei von zwei Seiten:

- zum einen vom **Fortschreiten der entzündlichen Erkrankung(en)** in unserem Körper. Dies wird vornehmlich durch einen ungesunden, schädlichen Lebensstil befeuert.
- zum anderen – und das zu einem wesentlichen Teil – **von unserem eigenen Immunsystem,** das sich im Laufe unseres Lebens wieder zunehmend hin zu einem frühkindlichen Immunsystem zurückentwickelt. Das bedeutet, die Immunabwehr arbeitet zunehmend ungerichtet und kann eine weniger spezifische Abwehr zur Verfügung stellen.

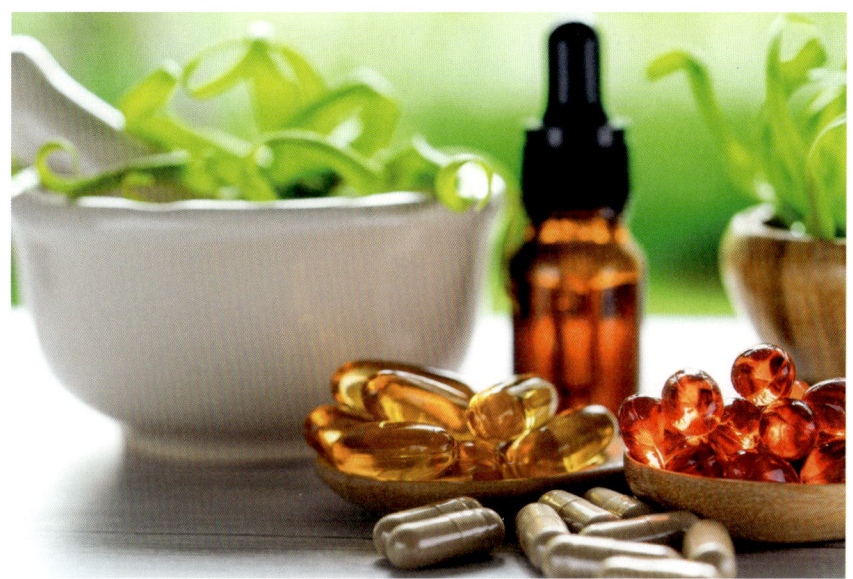

Anti-entzündlich = Anti-Aging

Anti-entzündlich zu leben, bedeutet:
- chronische Infekte minimieren (bzw. beseitigen)
- ein ausbalanciertes Immunsystem

Dazu tragen wesentlich bei:
- eine entzündungshemmende Ernährung (siehe Kapitel »Hormesis«, kohlenhydratreduzierte Ernährung)
- eine umfassende anti-entzündliche Nahrungsergänzung (siehe Kapitel »Ein persönlicher Weg zu einem langen gesunden Leben«)

Anti-Aging-Säule 2 – Gegen das Altern auf der Ebene der Epigenetik

Anti-Aging-Säule 2 – Gegen das Altern auf der Ebene der Epigenetik

Ärzte und Krankenkassen bieten schon seit Langem einfache Schnelltests zur Bestimmung des sogenannten biologischen Alters an, die z. B. Bezug nehmen auf Körpergröße, Gewicht, Bauchumfang, Blutfettwerte, Nüchternblutzucker und Blutdruck. Diese Messungen führen dann dazu, dass z. B. eine übergewichtige 25-Jährige biologisch so alt sein kann wie eine normalgewichtige 37-Jährige, dass ein junger Bluthochdruckpatient biologisch so alt sein kann wie ein gesunder 55-Jähriger usw.

Was ist das biologische Alter?

Als biologisches Alter wird derjenige Gesundheitszustand eines Menschen bezeichnet, der dem einer vom Geburtsjahr her gleichaltrigen Normalpopulation entspricht.

Der Vergleich läuft folgendermaßen ab:

Es wird – als Datenbasis – z. B. der durchschnittliche Gesundheitszustand einer großen Menge an 50-Jährigen festgestellt, die unter ähnlichen äußeren Rahmenbedingungen leben (z. B. in Westeuropa oder, noch enger gefasst, in Deutschland). Ebenso wird der Gesundheitszustand beispielsweise von durchschnittlich lebenden 60- oder 70-Jährigen bestimmt.

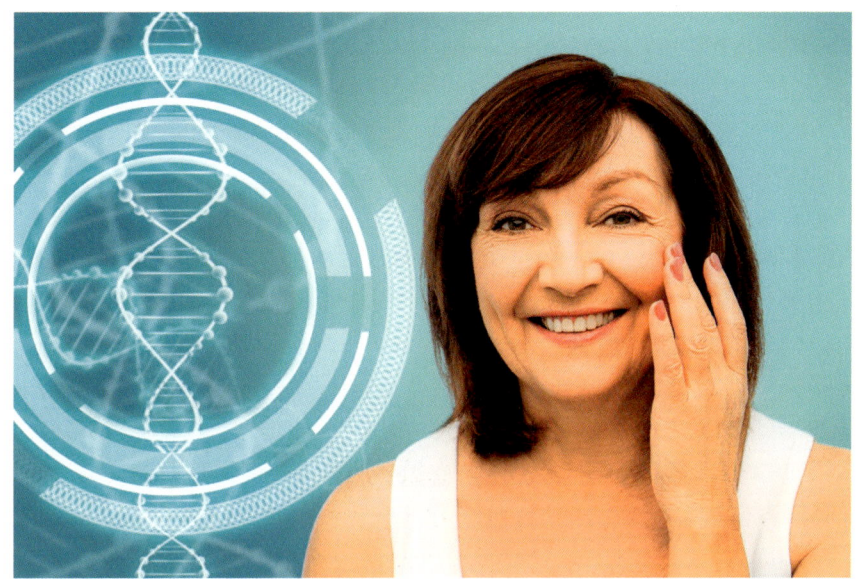

Aufgrund dieser Normwerte lässt sich daraufhin jeder untersuchte Patient – bezugnehmend auf seine Vorerkrankungen sowie seine bestehenden Beschwerden – bestimmten Altersgruppen zuordnen. Mancher wird, trotz seines höheren numerischen Alters biologisch jünger sein, mancher genau zu seiner gleichaltrigen Referenzgruppe passen, wieder andere werden biologisch älter sein, als es sich eigentlich aus ihrem Geburtsdatum errechnet.

Allerdings sind solche Ergebnisse unter Berücksichtigung heutiger Erkenntnisse nur bedingt aussagefähig. Denn die Forschung der letzten Jahrzehnte und wissenschaftliche Ansätze insbesondere der letzten Jahre legen Folgendes nahe:

> Altern ist viel komplexer, als dass man es aus einigen schnell messbaren Parametern berechnen könnte. Denn ein Großteil des Alterungsprozesses findet auf epigenetischer Ebene, also im Zusammenspiel der Gene untereinander, statt.

Aus diesem Grund werden wir uns nachfolgend zunächst mit grundlegenden Begriffen der Genetik beschäftigen, um dann zu beschreiben, wo die Stellschrauben des Alterns auf (epi)genetischer Ebene liegen

Das Genom sichert die Weitergabe stabiler Erbinformation

Als Genom wird die Gesamtheit aller Gene, also die gesamte Erbinformation eines Organismus bezeichnet. Die Gene verteilen sich beim Menschen auf 22 Chromosomenpaare plus 2 Geschlechtschromosomen. Die nebenstehende mikroskopische Aufnahme sowie eine gezeichnete schematische Darstellung zeigen den gesamten Chromosomensatz einer (jeden!) menschlichen Zelle: 22 plus 1 Chromosomen des Vaters, 22 plus 1 Chromosomen der Mutter, insgesamt 46 Chromosomen.

> Die DNA ist der eigentliche Träger der Erbinformationen, unserer Gene. Eine schematische Darstellung von Chromosom, DNA und Genen, finden Sie in der Abbildung auf S. 58.

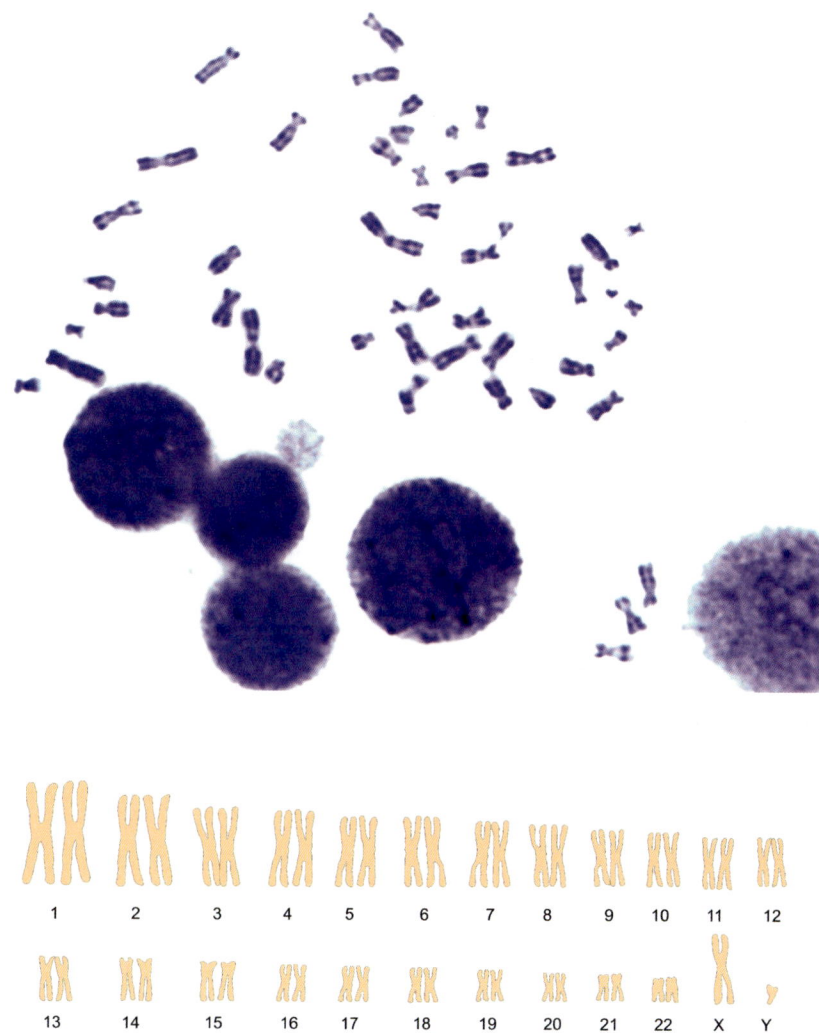

Chromosomen, d. h. die mehr oder weniger x-förmigen, mikroskopisch kleinen Gebilde aus Erb-information, entstehen durch gesteuerte »Verknäuelung« von langen DNA-Strängen. Auf diese Weise kann in jeder einzelnen unserer Körperzellen eine DNA-Länge von etwa zwei Metern untergebracht werden!

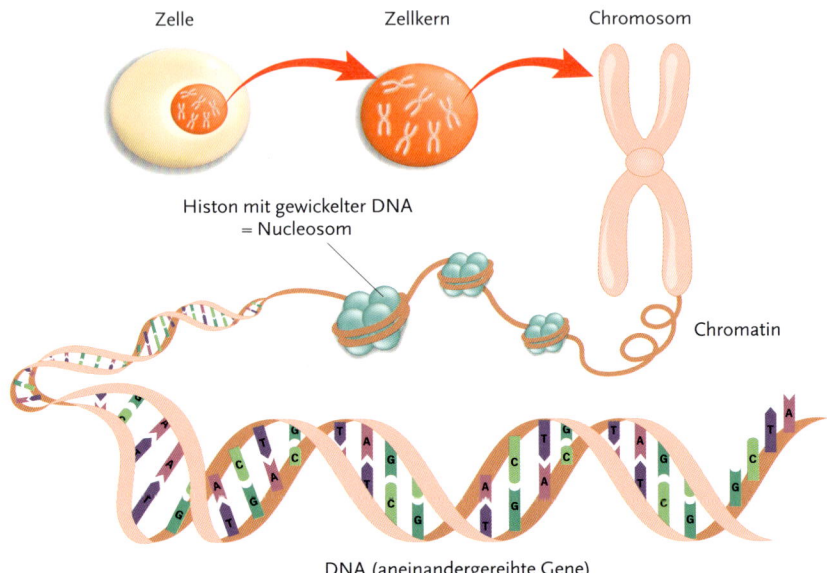

Zelle   Zellkern   Chromosom

Histon mit gewickelter DNA
= Nucleosom

Chromatin

DNA (aneinandergereihte Gene)

Chromosomen sind Bestandteil des Zellkerns einer jeder unserer Zellen. Hier die Skizze eines
Chromosoms (oben rechts), wenn es bis in seine kleinsten Strukturen, die Gene, dargestellt ist.

Die Gene sind auf der leiterartigen Struktur der DNA aneinandergereiht. Sie entsprechen bestimmten Leiterabschnitten, die Informationen kodieren, welche wiederum zur Ausprägung von bestimmten Merkmalen führen. Es gibt z. B. Gene, die unsere Haut-, Augen- oder Haarfarbe kodieren, andere Gene sind zuständig für die Bildung bestimmter Botenstoffe, wieder andere beinhalten Informationen für Gewebsstrukturen usw. Insgesamt enthält unser menschliches Genom mehrere Zehntausend unterschiedliche Gene.

Jede einzelne Zelle unseres Körpers enthält – in ihrem Zellkern – genau dieses identische Genmaterial. Doch wie kann aus einem einzigen – wenn auch doppelten – Chromosomensatz ein Organismus entstehen, in dem unterschiedlichste Gewebearten und insgesamt mehr als 200 verschiedene Zelltypen vorkommen? Dies funktioniert nur dadurch, dass in keiner Zelle alle vorhandenen Gene gleichzeitig aktiv sind. Ganz im Gegenteil, es sind sogar in jeder Zelle die meisten Gene abgeschaltet.

Da diese Mechanismen der kontrollierten Abschaltung nach neueren Erkenntnissen wesentlich mit unserem genetischen Alter verbunden sind, werfen wir im Folgenden einen genaueren Blick darauf.

Das Genom als solches altert nicht!

Einzelne Gene auf der DNA-Leiter, in denen Mutationen entstehen, können von unserem Organismus selbst schnell wieder repariert werden. Diese körpereigenen Reparaturmechanismen arbeiten sehr effizient und bis ins hohe Alter hinein. Sie sicherten und sichern auch in Zukunft, dass Erbinformation über Tausende von Jahren unverändert weitergegeben werden kann.

Chromosomen altern, Zellen gehen unter, Stammzellen sind lange die Rettung

Zu Beginn unseres Lebens, in der Embryonalphase, ist jede unserer Zellen noch mehr oder weniger undifferenziert. Erst der Ort, zu dem eine Zelle hinbefördert wird, bzw. der Ort, an dem sie sich befindet, bestimmt nach und nach, zu welcher Art von Zelle sie wird – z. B. zu einer Muskelzelle, einer Leberzelle, einer Immunzelle oder einer Nervenzelle. Im Lauf ihres aktiven Lebens arbeitet die Zelle an dem Ort, an dem sie sich befindet, zu den in ihr eingeschriebenen Bedingungen und teilt sich wieder und wieder – es entstehen jeweils zwei Zellen mit den Eigenschaften, die, um beim Beispiel zu bleiben, als Muskel-, Leber-, Immun- oder Nervenzelle benötigt werden.

Dass dies nicht über einen unendlichen Zeitraum hinweg geschehen kann, dafür sind Zellalterung und die Erschöpfung der Stammzellen verantwortlich. Beides Faktoren, auf die es durchaus möglich ist einzuwirken, um einer vorzeitigen Alterung vorzubeugen. Erfahren Sie im Folgenden mehr zu den Hintergründen und Zusammenhängen.

Natürliche und unnatürliche Zellalterung

Bei jeder Zellteilung – ein natürlicher Vorgang im Verlauf des Wachstums, aber auch, um abgestorbene Zellen zu ersetzen – muss sich der in der Zelle vorhandene Chromosomensatz verdoppeln. Mit diesem Vorgang verkürzen sich allerdings jedes Mal die Enden der Chromosomen, die zwar keine genetische Information tragen, aber Voraussetzung dafür sind, dass das Chromosom weiterhin abgelesen und kopiert werden kann. Diese Chromosomen-Enden nennt man fach-

Alterungsprozess von Chromosomen und Zellen

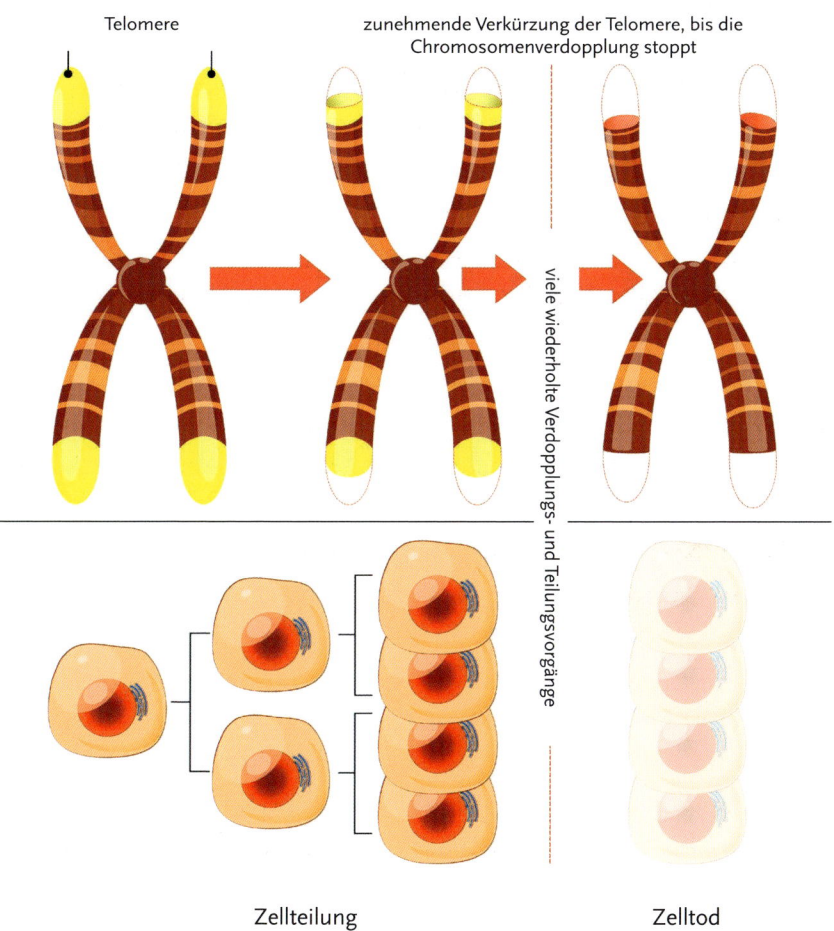

Telomere

zunehmende Verkürzung der Telomere, bis die
Chromosomenverdopplung stoppt

viele wiederholte Verdopplungs- und Teilungsvorgänge

Zellteilung

Zelltod

sprachlich Telomere. Die stetige Verkürzung der Telomere bei jedem Zellteilungsvorgang begrenzt daher die Zahl der möglichen Teilungen einer Zelle und ist damit ein natürlicher Zellalterungsfaktor. Dies bezeichnet man als Zell-Seneszenz, übersetzt das Altwerden einer Zelle.

Das biologische Programm sieht am Ende der Teilungsfähigkeit einer Zelle den geplanten Zelltod vor (die sog. Apoptose). Dieser Vorgang gehört zum natürlichen Stoffwechselkreislauf einer jeden Zelle: Sie bildet in diesem Stadium Stoffe, die die Proteinbestandteile der Zelle auflösen, ohne das Nachbargewebe zu schädigen. Es entsteht wieder Platz für eine neue, »frische« Zelle, entweder durch Zellteilung benachbarter Zellen oder aus dem Pool der noch undifferenzierten Stammzellen.

Allerdings funktioniert dieser von der Natur vorgegebene Weg der Selbstzerstörung nicht in jedem Fall. Wird eine Zelle zu früh zu stark durch äußere Einflüsse geschädigt, stirbt sie unter Auslösung von entzündlichen Vorgängen ab. Diese betreffen dann unweigerlich auch benachbartes gesundes Gewebe. Zu diesen gravierend schädigenden äußeren Einflüssen gehören u. a. Nährstoff- und Sauerstoffmangel, Gifte und Strahlung.

> **Zellen können durch Schadeinwirkung von außen vorzeitig, also vor der durch Telomerverkürzung biologisch bedingten Anzahl an möglichen Teilungen, altern und absterben. Dann allerdings werden sie zu entzündlich aktiven, quasi »giftigen« Zombiezellen, die ein Risiko für viele altersbedingte Krankheiten darstellen (siehe die Grafik rechts).**

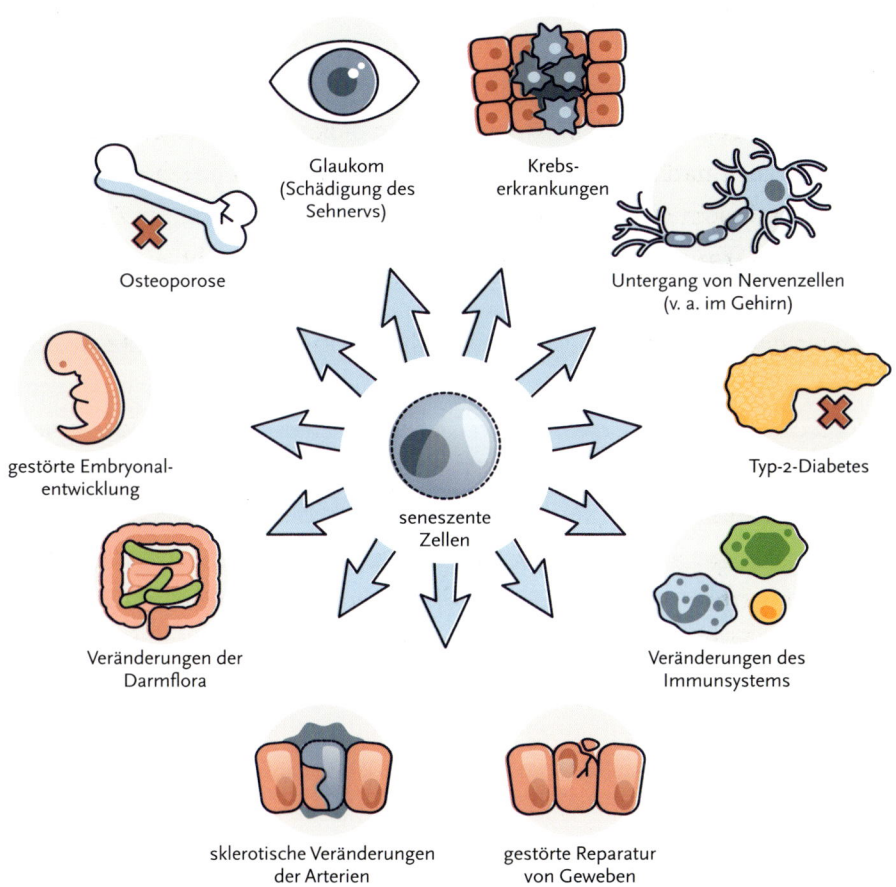

Glaukom
(Schädigung des
Sehnervs)

Krebs-
erkrankungen

Osteoporose

Untergang von Nervenzellen
(v. a. im Gehirn)

gestörte Embryonal-
entwicklung

Typ-2-Diabetes

seneszente
Zellen

Veränderungen der
Darmflora

Veränderungen des
Immunsystems

sklerotische Veränderungen
der Arterien

gestörte Reparatur
von Geweben

Seneszente Zellen können zu einer Reihe von altersbedingten Krankheiten führen

Stammzellen, ein Reservoir, das nicht unendlich ist

Stammzellen sind nahezu Tausendsassa-Zellen. Gut verborgen in Körperregionen, die vor äußeren wie inneren Schadwirkungen bestens geschützt sind, warten sie als in ihren Funktionen noch formbare Zellen auf ihren Einsatz in einem speziellen Gewebe. Stammzellen befinden sich beispielsweise im Knochenmark (v. a. Blutstammzellen), im Gehirn (Nervenstammzellen), aber auch in Haut, Muskeln und Organen. Als noch ungeprägte Zellen dienen sie als Reservoir, aus dem unser Körper Ersatz für abgestorbene Zellen schöpft.

Da aber auch Stammzellen den Mechanismen der fortschreitenden Verkürzung der Telomerkappen unterliegen, je öfter sie sich teilen, gibt es ein besonderes Schutzprogramm für diese unsere eiserne Zell-Reserve: Stammzellen teilen sich ausschließlich, wenn sie benötigt werden. Die übrige Zeit verbringen sie in einer Art Ruhephase.

Allerdings nimmt mit zunehmendem Alter einerseits die Fähigkeit der Stammzellen ab, sich zu teilen, andererseits funktioniert auch der »Schlafmechanismus« nicht mehr so gut. Beides zusammen führt mit zunehmender Zahl an Jahren zur sogenannten Stammzellerschöpfung: Unsere eiserne Zell-Reserve wird nach und nach aufgebraucht. Wir müssen mit unseren »abgenutzten« vorhandenen Gewebezellen weiterleben, bis diese zugrunde gehen.

Auswahl an wissenschaftlichen Erkenntnissen zu Aspekten der Chromosomen- und Zellalterung

1. Die Telomerverkürzung ist potenziell reversibel

Die australisch-US-amerikanische Molekularbiologin Elizabeth Blackburn erhielt (zusammen mit Carol W. Greider und Jack W. Szostak) 2009 den »Nobelpreis für Physiologie oder Medizin« für die Entdeckung, »wie Chromosomen durch Telomere und das Enzym Telomerase geschützt werden«. Allerdings ist das Telomer-verlängernde Enzym Telomerase beim erwachsenen Menschen nur in Stammzellen und in Krebszellen(!) vorhanden. Aus Blackburns Erkenntnissen ergibt sich ein weites Spektrum an Forschungsmöglichkeiten, wie der Alterung auf Ebene der Chromosomen entgegengewirkt werden kann.

2. Weniger Zombiezellen, weniger Alterskrankheiten

Bereits 2011 konnten Wissenschaftler belegen, dass die Beseitigung seneszenter Zellen das Fortschreiten von Alterserkrankungen (siehe Grafik auf S. 63) verlangsamt. Weitere Studien zeigten, dass die Entfernung/Auflösung dieser Zombiezellen manche Krankheiten sogar komplett verhindern kann. Dies nicht zuletzt, weil mit der Auflösung der Zellen auch die Entzündungsstoffe wegfallen, die diese – obwohl nicht mehr intakt – immer noch ausgeschüttet haben.

3. Impfen gegen seneszente Zellen

Im Jahr 2021 konnten Forschende der japanischen Juntendo Universität einen Impfstoff gegen seneszente Zellen vorstellen, der die Bildung von Antikörpern anregt, die die gealterten Zellen letztendlich beseitigen. – Eines der vielen Puzzleteile im Kampf gegen das Altern.

4. Senolytika helfen, gealterte Zellen kontrolliert aufzulösen

Sogenannte Senolytika können die Apoptose (die kontrollierte und unschädliche Auflösung) von seneszenten Zellen anstoßen und damit Alterungsprozesse ausbremsen, das zeigen Forschungen der vergangenen Jahre im Tierversuch. Besonders interessant für die Eigentherapie erscheint zum jetzigen Zeitpunkt, zu dem noch belastbare Forschungsergebnisse am Menschen fehlen, der reichliche Verzehr sekundärer Pflanzenstoffe: Hier geht es insbesondere um Spermidin und Quercetin, beides Vertreter der Gruppe von farbgebenden Flavonoiden:

- Spermidin kommt in natürlicher Form z. B. in folgenden Nahrungsmitteln vor: Weizenkeime, Sojabohnen und -produkte, Mais, Reiskleie, Haselnüsse, Hülsenfrüchte, gereifter Käse.
- Quercetin ist in größeren Mengen enthalten in (farbigen) Zwiebeln, Schnittlauch, Äpfeln (mit Schale), roten Weintrauben, allen roten, orangen und schwarzen Beeren, grünem Gemüse wie Brokkoli, Grünkohl, grünen Bohnen.

Das Epigenom – Genschalter sind überlebenswichtig

Während es Gegenstand der Genetik ist, die Struktur der DNA auf Genebene zu verstehen, beschäftigt sich die **Epigenetik** mit dem Verständnis der Chromatinstruktur (siehe die Abbildung auf S. 68) und deren Beitrag zur Regulation der Gene. Dabei geht es darum, welche Gene in einer Zelle »angeschaltet« sind und welche »ausgeschaltet« – und natürlich: warum. Denn man darf nicht vergessen: In jeder einzelnen unserer Zellen befindet sich unsere gesamte Erbinformation. Doch je nach Spezialisierung der Zelle wird natürlich nur ein gewisser Bruchteil der genetischen Information benötigt. Daher machen Gen-»Schalter« nicht nur Sinn, sondern sind für unser Überleben absolut notwendig.

Grundlagen

Es gibt zwei steuernde epigenetische, also **über** der Struktur der Gene stehende Mechanismen, die Gene an- bzw. abschalten können:

- die Acetylierung: Sie findet auf der Ebene der Histone mit der darum gewickelten DNA statt und verursacht die **Aktivierung** eines Genabschnitts.
- die Methylierung: Sie findet auf der Ebene des DNA-Strangs statt und verursacht die **Stilllegung bzw. Deaktivierung** eines Genabschnitts.

Beide Mechanismen sind symbolisiert dargestellt in der nachfolgenden Grafik.

Epigenetische Mechanismen

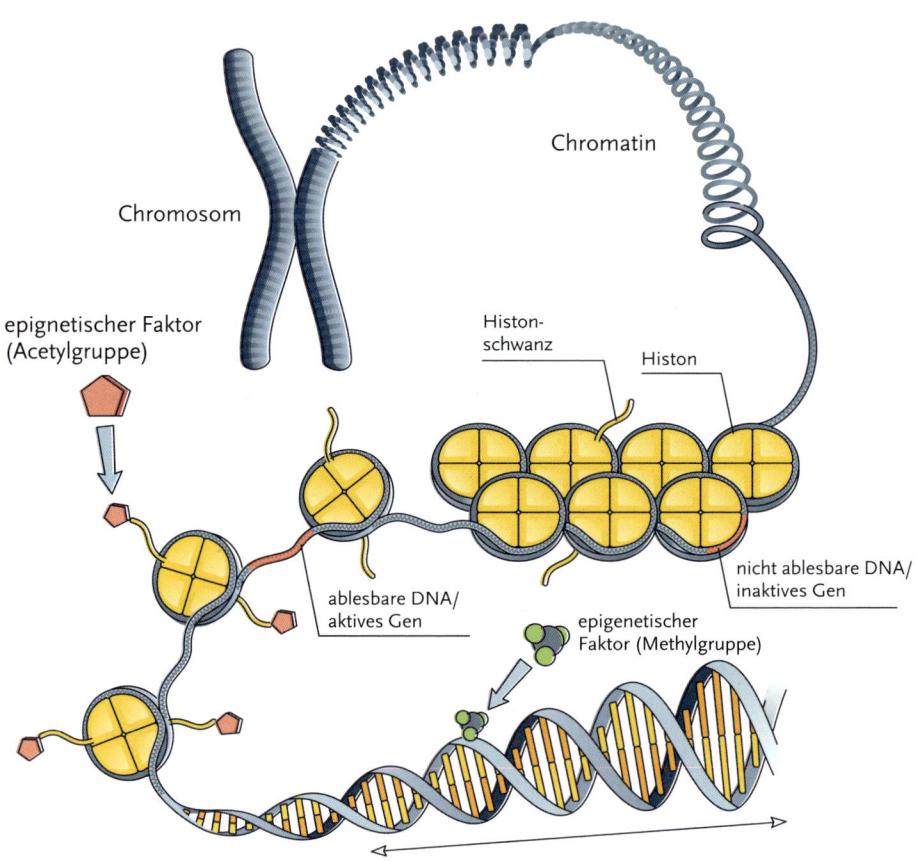

Chromatin

Chromosom

epignetischer Faktor (Acetylgruppe)

Histon-schwanz

Histon

nicht ablesbare DNA/ inaktives Gen

ablesbare DNA/ aktives Gen

epigenetischer Faktor (Methylgruppe)

Defekte und falsch platzierte Genschalter lassen uns altern

Das Epigenom, also die Art und Menge der Gene, die an- bzw. abgeschaltet sind, hat Einfluss auf die Funktion jeder einzelnen Zelle, auf Gewebefunktionen in Gänze und lässt sogar ziemlich genaue Rückschlüsse auf das biologische Alter zu. Und das noch viel genauer, als es rein körperliche Messungen (bestehende Erkrankungen und Beschwerden) ermöglichen. Zur Erklärung des »biologischen Alters«, siehe der Kasten auf S. 54/55.

Das Epigenom bestimmt die Zelldifferenzierung und Entdifferenzierung: In jeder unserer Zellen ist die **gesamte** Erbinformation vorhanden. Doch für die Differenzierung der Zellen in beispielsweise Haut-, Leber- oder Nervenzellen wird immer nur ein bestimmter Teil der Erbinformation benötigt. Daher ist für jede spezialisierte Zelle in unserem Körper auch immer nur eine spezielle Zahl an aktiven Genen nötig. Die nicht benötigten Gene werden abgeschaltet.

Chemisch arbeitet das Epigenom zur Stilllegung bestimmter Gene u. a. mit der Anheftung von Methylgruppen an die DNA (siehe die Abbildung links). Dabei handelt es sich um eine biologisch notwendige Methylierung.

Forschende stellten etwa ab der Jahrtausendwende fest, dass die Methylierung der DNA mit dem Alter zunimmt. Das ist biologisch unlogisch und bedeutet: Die Zellen können im Lauf der Zeit immer weniger ihrer eigentlich benötigten Gene exprimieren (in Eiweiße umsetzen). Individuell ist allerdings die Geschwindigkeit, mit der diese Methylierungen voranschreiten, denn unser Epigenom reagiert ständig sowohl auf fördernde wie auf schädigende Signale aus der Umwelt.

Fördernde Signale sind beispielsweise eine gesunde Ernährung, eine geringe Giftexposition, eine gute Mischung aus Be- und Entlastung. All dies führt zu einer weniger schnellen Methylierung der DNA.

Schädigend und die Methylierung schneller vorantreibend wirken dagegen z. B. jeglicher lang andauernde Stress, sei es körperlicher oder psychischer Stress, chronische Unter- wie auch Überernährung oder auch die Belastung mit giftigen Substanzen.

Der Grad der Methylierung – Zeiger der Horvath-Uhr

Der 1967 in Deutschland geborene, seit Langem in den USA lebende Wissenschaftler Steve Horvath ist Doktor der Mathematik und Bio-statistik. Horvath arbeitet seit 2000 an der University of California, Los Angeles (UCLA) in der Abteilung für Genetik. Seit 2006 widmet er sich der Erforschung des menschlichen Alterns.

Im Jahr 2013 stellte er zum ersten Mal als Einzelautor seine These der epigenetischen Uhr vor. Er beschrieb eine Methode zur Altersschätzung, die für **alle kernhaltigen Zellen, Gewebe und Organe gilt.** Diese Ent-deckung, die seither umgangssprachlich als Horvath-Uhr, medizinisch als DNAmAge-Uhr bekannt ist, war bahnbrechend.

Der Wissenschaftler analysierte mehr als 13.000 menschliche Gewebe-proben und stellte fest, dass sich verschiedene Zelltypen in Bezug auf ihre grundsätzlich vorhandenen DNA-Methylierungsmuster zwar unterscheiden – verständlicherweise, denn nur so können sich Zellen mit unterschiedlichen Aufgaben ausprägen. Allerdings konnte Horvath auch nachweisen, dass mit zunehmendem Alter der Zellen

Veranschaulichung von Methylierungen der DNA

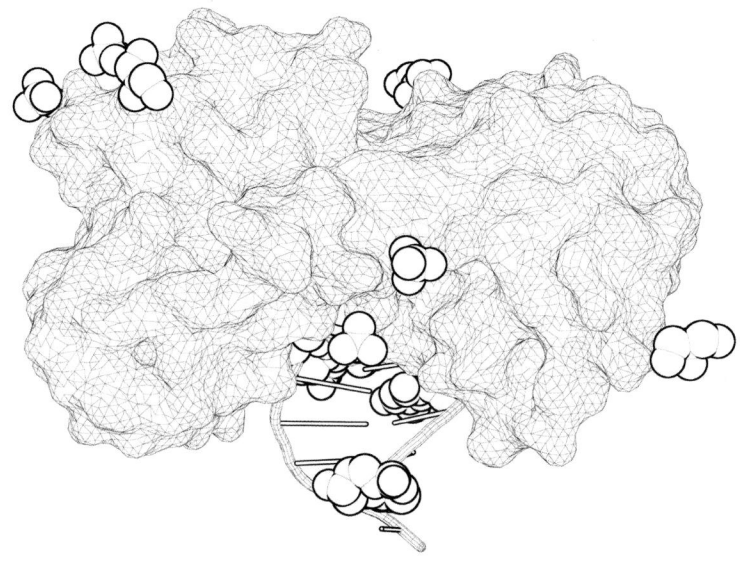

(respektive des zugehörigen Menschen) fortschreitende Methylierungen (Genabschaltungen) in eigentlich notwendigerweise aktiven Bereichen der DNA gewebsübergreifend aufzufinden sind.

Horvath schaffte es, die biologisch notwendigen Methylierungen unserer Erbinformation aus den Messungen herauszurechnen, und zeigte, dass das geschätzte biologische Alter, von ihm als »DNA-Methylierungsalter« bezeichnet, u. a. folgende Eigenschaften hat: Es ist nahe Null für embryonale Stammzellen und es korreliert mit der Häufigkeit der bereits erfolgten Zellteilungen. Denn bereits bestehende Methylierungen werden bei jeder Zellteilung mitkopiert. Das bedeutet, das biologische Alter ist an einer zunehmenden zusätzlichen und biologisch nicht notwendigen Methylierung der DNA abzulesen.

> Die Horvath-Uhr ermöglicht es, das BIOLOGISCHE Alter eines Menschen aufgrund des Methylierungsgrads von DNA (ganz gleich welcher Gewebe) mit einer Genauigkeit von nur wenigen Jahren mehr oder weniger zu bestimmen.

Sirtuine – epigenetische Steuerungseiweiße

Sirtuine sind eine Gruppe multifunktionaler Enzyme. Im menschlichen Körper kommen sieben verschiedene davon vor, benannt Sirt1 bis Sirt7. Einige dieser Enzyme spielen wegweisenden Forschungsarbeiten zufolge eine wichtige Rolle im Alterungsprozess.

David Sinclair hat sich bereits Ende der 1990er Jahre mit den Funktionen von Sirtuinen in Hefezellen beschäftigt und konnte deren **lebensverlängernde Eigenschaften** nachweisen. 20 Jahre später sollte seine Theorie, unter anderem von deutschen Forschenden, auch für menschliche Zellen bestätigt werden: Sirtuine stabilisieren unsere DNA, vor allem die aktive DNA, die für die Produktion von Eiweißbotenstoffen benötig wird (Beispiel für einen Botenstoff mit Schlüsselfunktionen für den Alterungsprozess ist das Insulin). Und sie schützen Zellen vor dem (zu frühen) Absterben, indem sie oxidierende Substanzen unschädlich machen.

Allerdings haben Sirtuine auch noch eine andere wichtige Funktion: Sie können aktives Chromatin stilllegen, was für die Differenzierung von Zellen wichtig ist. Sie ermöglichen z. B. die Entwicklung von Stammzellen zu spezialisierten Zellen wie Haut-, Leber- oder Nervenzellen.

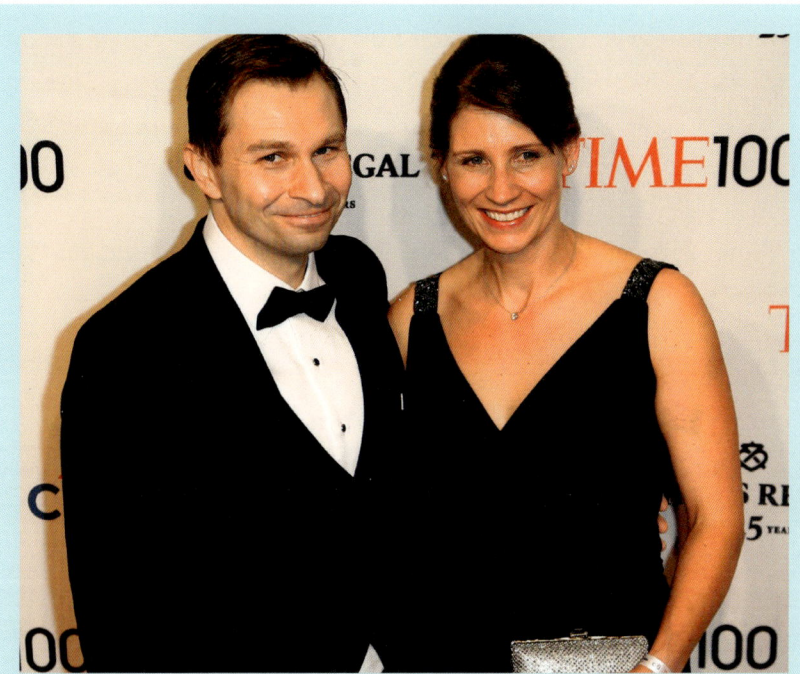

Dr. David Sinclair auf der Time 100 Gala für die einflussreichsten Menschen der Welt am 29. April 2014 in New York City.

Prof. Dr. David A. Sinclair – Pionier der epigenetischen Medizin

Der australische Biochemiker und Molekulargenetiker David Sinclair (*1969) ist nach seinen Postdoc-Forschungen am Massachusetts Institute of Technology (MIT) seit 1999 Professor an der Harvard Medical School in Boston und Co-Direktor des Fachbereichs zur Erforschung der biologischen Mechanismen des Alterns.

So kann es aufgrund der Mehrfach-Rolle der Sirtuine zu einer Art Interessenskonflikt kommen:

- Einerseits werden sie benötigt, um das Epigenom stabil zu halten – also stille Genabschnitte auch still zu halten,
- wenn aber gerade viel oxidativer Zellstress ist, sind sie zuallererst beim Zellschutz gefordert.

> **Bei massivem Auftreten von Zellstress stehen die Sirtuine nicht bzw. nicht ausreichend zur Stabilisierung des Epigenoms zur Verfügung. Das beschleunigt in jedem Fall den Alterungsprozess!**

Sinclair hat es mit seinem Team bei seinen Hefezell-Experimenten geschafft, durch Einbringen zusätzlicher Sirtuin-Gene, die Lebenserwartung dieser Zellen um 50 Prozent zu erhöhen. Diese Experimente beweisen den Zusammenhang zwischen Sirtuin-Produktion und Alterung (Sinclair, 2019, S. 75 f.).

Um beide Aufgaben, Genstillschaltung einerseits und Genreparatur andererseits, sinnvoll zu erfüllen, hilft also nur eine größere Menge an Sirtuinen, dachten sich Forschende des Max-Planck-Instituts für Herz- und Lungenforschung. Und Sie fanden tatsächlich bereits 2007 heraus, dass die Aktivität der Sirtuine ausprägenden Gene immer unter Stresssituationen steigt, dann wenn der Organismus seine Überlebenskräfte mobilisieren muss, z. B. bei Nahrungsknappheit, bei starker Kälte, großer Hitze, bei Infektionen, bei körperlicher Belastung. »Sollte es gelingen, Sirtuine unabhängig vom Stress-Stimulus dauerhaft zu aktivieren, könnte dies zu einer verbesserten Lebensqualität bis ins hohe Alter führen« (Bober, 2007).

Schlussfolgerungen

Der Alterungsprozess ist unmittelbar mit einer stetig unpräziser werdenden Ansteuerung von Genen verbunden. Die Erklärung dafür ist: Die Methylierung nimmt im Lauf des Lebens zu und gleichzeitig findet sie auch an so manchen falschen Stellen statt. Es kommt dadurch im Genom zu Ableseschwierigkeiten, einer Art verrauschten Information, »epigenetisches Rauschen«, wie es Sinclair in seinem Buch »Das Ende des Alterns« bezeichnet.

Man kann sich das in etwa vorstellen wie eine mehr oder weniger zerkratzte CD, auf der die Informationen ja eigentlich eingebrannt sind, diese aber durch die oberflächlichen Kratzer nicht mehr richtig abgelesen werden können. Es kommt während der Audiowiedergabe zum Stocken, Stottern und Springen (vor oder auch zurück).

Möglichkeiten, das Epigenom jung zu erhalten

Der Alterungsprozess der Gefäße auf Zellebene basiert auf einer über die Jahre hinweg abnehmenden Zellenergie. Das reduziert die Reparaturfähigkeit des Epigenoms, wodurch es wiederum zu einer zunehmenden Entdifferenzierung von Zellen sowie zu einem Anstieg der Zahl an seneszenten Zellen kommt.

> **Anti-Aging aus genetischer Sicht bedeutet vor allem, Störungen im Epigenom zu reduzieren, also das An- und Abschalten von Genen, sowie Zellreinigungsmechanismen durch äußere Einflüsse zu optimieren.**

Es gibt einige Substanzen, Medikamente und Methoden, die auf der Ebene des Epigenoms der Alterung entgegenwirken können. Finden Sie hier eine Aufzählung bereits bestehender, durch Forschungen belegter wirkungsvoller Ansätze:

Natürliche und künstlich hergestellte Wirkstoffe

- **Rapamycin/Sirolimus:** Das – verschreibungspflichtige – Medikament Sirolimus bekam seinen zweiten Namen Rapamycin, weil der Wirkstoff zuerst auf der Osterinsel (polynesisch »rapa nui«) in einem Pilz (griechisch »mykes«) gefunden wurde. Rapamycin wird schon lange erfolgreich in der Transplantationsmedizin zur Verminderung von Abstoßungsreaktionen eingesetzt (als Medikament, das Immunreaktionen unterdrückt). In der Krebsmedizin wird es erfolgreich angewendet, um Zellwachstum und -vermehrung zu unterdrücken. Mehrere Studien haben inzwischen gezeigt, dass Rapamycin auch dazu beitragen kann, die Funktionen der Stamm-

Funktionen von NAD

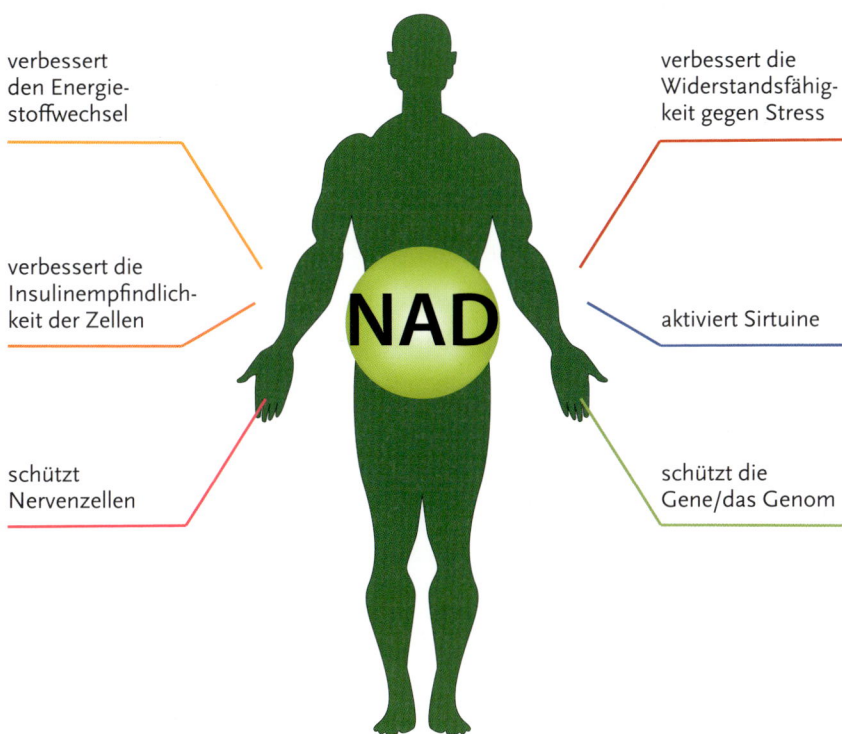

verbessert
den Energie-
stoffwechsel

verbessert die
Widerstandsfähig-
keit gegen Stress

verbessert die
Insulinempfindlich-
keit der Zellen

NAD

aktiviert Sirtuine

schützt
Nervenzellen

schützt die
Gene/das Genom

zellen aufrechtzuerhalten und damit das Altern von Geweben hinauszuzögern.

- **Metformin:** Dieser ebenfalls verschreibungspflichtige Arzneistoff ist einer der am längsten verwendeten Wirkstoffe in der Therapie von Diabetes. Zum Ausbremsen des Alterns auf epigenetischer

Ebene kann es u. a. durch seine entzündungshemmenden Eigenschaften beitragen.

- **Resveratrol:** Der natürliche Nahrungsinhaltsstoff (sekundärer Pflanzenstoff) aktiviert Sirt1, was zu einer verbesserten Genreparatur führt.
- **NAD (auch bezeichnet als NADH bzw. NAD+):** Das Coenzym mit dem komplizierten ausgeschriebenen Namen Nicotinamidadenindinukleotid wird benötigt, um oxidierte Substanzen in den Zellen unschädlich zu machen. Es spielt außerdem eine wichtige Rolle im Energiestoffwechsel und erhöht die Aktivität aller sieben menschlichen Sirtuine.
- **NAD-Verstärker:** Resveratrol, NR (Nicotinamid-Ribosid), NMN (Nicotinamid-Mononucleotid)

Lebensstil-Maßnahmen

- **Fasten:** Im Tiermodell konnte nachgewiesen werden, dass zeitweises Fasten auf dieselbe Weise wirkt wie Gaben des Medikaments Rapamycin.
- Eine **verminderte Kalorienzufuhr:** Sie steigerte bei allen bislang untersuchten Tieren, auch Säugern, die Fitness und wirkte lebensverlängernd.

Auf diese beiden genannten sowie weitere das Alter ebenfalls auf der epigenetischen Ebene ausbremsende Lebensstilfaktoren werden wir nun ausführlich im folgenden Kapitel eingehen.

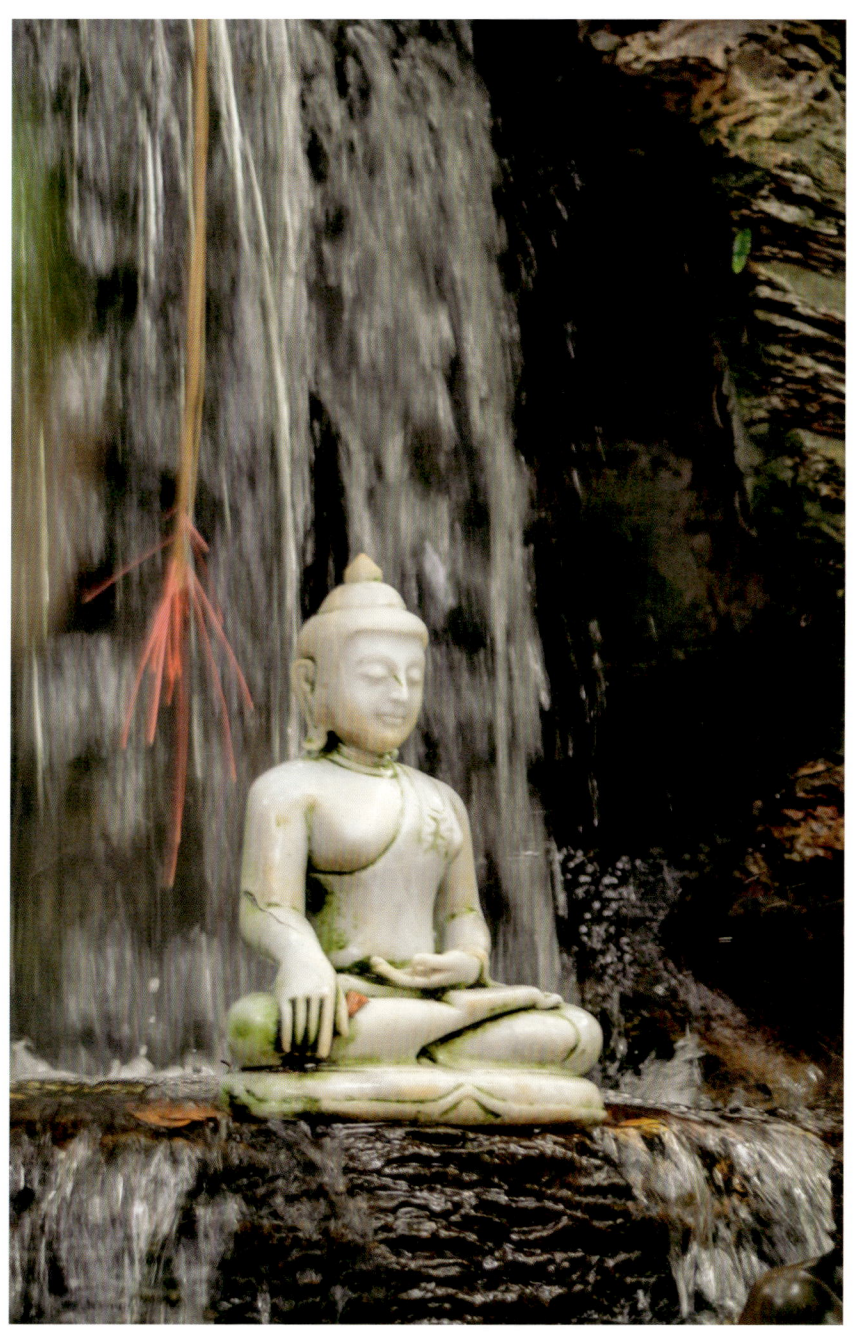

Anti-Aging-Säule 3 – Hormesis als umfassendes Konzept gegen das Altern

Anti-Aging-Säule 3 – Hormesis als umfassendes Konzept gegen das Altern

Hormesis ist ein griechisches Wort mit der Bedeutung »Anregung« bzw. »Anstoß«. Es bezeichnet in der Medizin eine besondere Eigenschaft unseres Körpers, auf Substanzen, Aktivitäten oder Umweltfaktoren zu reagieren: In der richtigen Dosierung haben all diese Faktoren einen positiven Effekt auf uns Menschen, während sie im Übermaß auf jeden Fall schädlich bis giftig, also zerstörend wirken.

Zu diesem Effekt kann man illustrierend auch den vielzitierten Satz von Paracelsus, dem berühmten Schweizer Arzt, Alchemisten und Philosophen des 16. Jahrhunderts, anführen. In heutige Schreibweise übersetzt formulierte er bereits damals: »Alle Dinge sind Gift, und nichts ist ohne Gift; allein die Dosis macht's, dass ein Ding kein Gift sei.«

Die Ausführungen in diesem Kapitel werden zeigen, dass die Hormesis einer der Schlüssel zur Heilung des Alterns ist.

Das Grundprinzip der Hormesis

Anders als in dem oft zitierten Sprichwort: »Viel hilft viel«, geht es bei der Hormesis darum, dass bereits eine regelmäßige geringe Dosis bestimmter Substanzen oder Faktoren viel helfen, dagegen eine (zu) hohe Dosis schädigend wirken kann.

Die Dosis macht das Gift

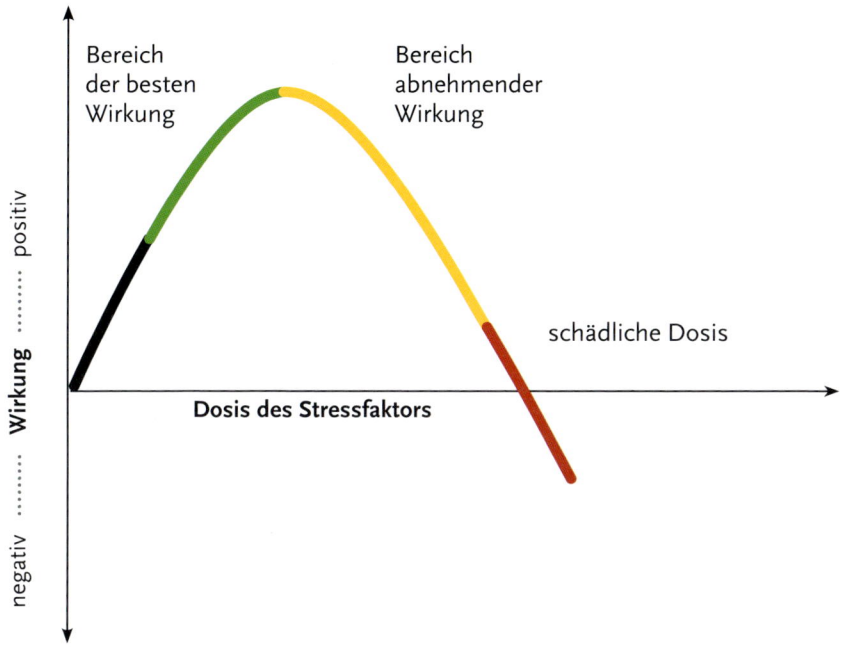

Und das gilt nicht nur für medizinische Substanzen, sondern auch für alles, was wir unserem Körper an Nahrung und Getränken zuführen, welchen Umwelteinflüssen wir uns aussetzen (Sonnenstrahlung, Pollen, Giften). Es geht dabei auch um körperliche Belastung, geistige, seelische, ja sogar auch um die Art und Menge an sozialen Kontakten.

In der nachfolgenden Grafik ist das Wirkprinzip der Hormesis anschaulich gemacht. Hier wird der einwirkende Reiz als Stressfaktor bezeichnet, unabhängig davon, ob er – in geringer bis mäßiger Menge – guttut oder in hoher Menge schädlich wirkt. Stressfaktor könnte also auch Reizfaktor genannt werden

Beispiele für Hormesis aus Alltag und Medizin

Beispiel Allergene

Mit Kuhstall- bzw. Bauernhof-Effekt wird die in verschiedenen Studien belegte Beobachtung beschrieben, dass Kinder, die auf einem Bauernhof aufgewachsen sind, weniger Allergien entwickeln als solche, die in einer penibel geputzten Stadtwohnung und wenig naturnah aufwachsen. Als Begründung dafür wird regelmäßig vor allem angeführt, dass Kinder, die in einer naturnahen Umgebung sowie im täglichen Umgang mit Tieren aufwachsen, ein besseres Immunsystem ausbilden. Sie sind jeden Tag mit potenziell allergieauslösenden Stoffen in Kontakt – und zwar in offensichtlich weder zu geringer, noch zu hoher Menge. Dies entspricht in der auf der vorhergehenden Seite gezeigten Kurve dem grünen (bis oberen gelben) Bereich. Und das bedeutet: maximaler Trainingseffekt des Immunsystems und effektiver Schutz gegen Allergien.

Beispiel Impfung

Impfungen funktionieren nach dem Prinzip, den Körper einer abgeschwächten Form eines sehr schädigenden Erregers auszusetzen, um ihn dazu anzuregen, Antikörper zur Abwehr zu bilden. Hormesis bedeutet in diesem Fall: Der Erreger wird in einer wenig aggressiven Form zugeführt, sodass das Immunsystem gut in der Lage ist, Antikörper dagegen zu produzieren, ohne dass es zu einer eigentlichen schweren Krankheit kommt (grüner Bereich auf der oben gezeigten Kurve). Damit ist der geimpfte Mensch ziemlich sicher geschützt davor, dass die Erkrankung mit schweren Komplikationen oder gar tödlich verläuft, sollte es einmal tatsächlich zu einem Kontakt mit dem aggressiven Krankheitserreger kommen.

Beispiel Medikamente

Warum gibt es Mengenempfehlungen bei Medikamenten? Ganz einfach: Alle pharmakologisch wirksamen Substanzen haben einen bestimmten Bereich, in dem sie ihre optimale Wirkung entfalten. Es macht also weder Sinn, zu wenig davon einzunehmen, noch ist es gesundheitsfördernd, wenn man einen Wirkstoff überdosiert, weil dann, ohne dass die Heilsamkeit steigt, die Nebenwirkungen überhandnehmen. Auch bei Medikamenten ist es also ideal, sich im grünen Bereich der oben gezeigten Kurve zu bewegen.

Beispiel körperliche Belastung

Auch körperliche Belastung, selbst wenn es um Freizeitsport geht, ist nicht einfach an sich schon gesundheitsfördernd. Sie kann zu einseitig sein oder zu schwer, zu selten oder auch zu häufig. Gerade in letzteren beiden Fällen werden Muskeln, Sehnen und Gelenke durch zu starke, zu lange dauernde Bewegung verletzt. Darüber hinaus entstehen bei zu hoher Belastung in den Zellen Giftstoffe, die nicht nur die Muskeln, sondern auch Nerven, das Herz usw. schädigen.

Aber wie jeder weiß, gibt ja den berühmten Trainingseffekt. Hier geht es wiederum um Hormesis: Wer seinen Körper im richtigen Rhythmus und im richtigen Ausmaß fordert, regt ihn zu Anpassungsreaktionen an, trainiert ihn. Die Muskeln, der Kreislauf und der gesamte Körper lernen, optimal mit Belastung umzugehen.

Das gilt übrigens auch für Belastungen des Körpers durch Hitze oder Kälte. Auch hier finden Anpassungsreaktionen statt, sofern die Temperaturbelastung nicht zu extrem ist und über einen gewissen Zeitraum hinweg regelmäßig stattfindet. Anpassung an Hitze bedeutet z. B., dass der Körper »lernt«, anders zu schwitzen: Er scheidet mehr kühlendes Wasser aus, aber weniger Elektrolyte. Anpassung an Kälte bedeutet u. a., dass sich unsere Zellkraftwerke (Mitochondrien), in denen Energie für alle Stoffwechselvorgänge produziert wird, vermehren. Das schafft die Grundlage dafür, mehr Wärmeenergie zu produzieren.

Xenohormesis – heilende Wirkung von Substanzen »gestresster« Pflanzen auf uns

Der griechische Wortbestandteil xeno- bedeutet auf Deutsch »fremd«. Als Xenohormesis bezeichnet man den Sachverhalt, wenn ein Organismus von der Stressantwort eines anderen profitiert, genauer genommen von den Substanzen, die der andere Organismus aufgrund von hormetischen Regulationsmechanismen gebildet hat.

Der Begriff Xenohormesis im Zusammenhang mit der Altersforschung wurde bereits vor 20 Jahren geprägt, Wissenschaftler aus dem Umfeld von David A. Sinclair – inklusive ihm selbst – waren daran beteiligt. Eine wesentliche Erkenntnis daraus ist: Der sekundäre Pflanzenstoff Resveratrol erhöht die Aktivität der genschützenden Sirtuine (Sirtuin-Basics siehe S. 72 f.). Dies konnte aus Versuchen mit Einzellern und in verschiedenen Tiermodellen abgelesen werden. Die Folgerung der Forscher damals: Resveratrol könnte also auch dazu beitragen, die menschlichen Gene vor dem (vorzeitigen) Altern zu bewahren. – Kann es, wenn auch nicht als alleiniges Allheilmittel.

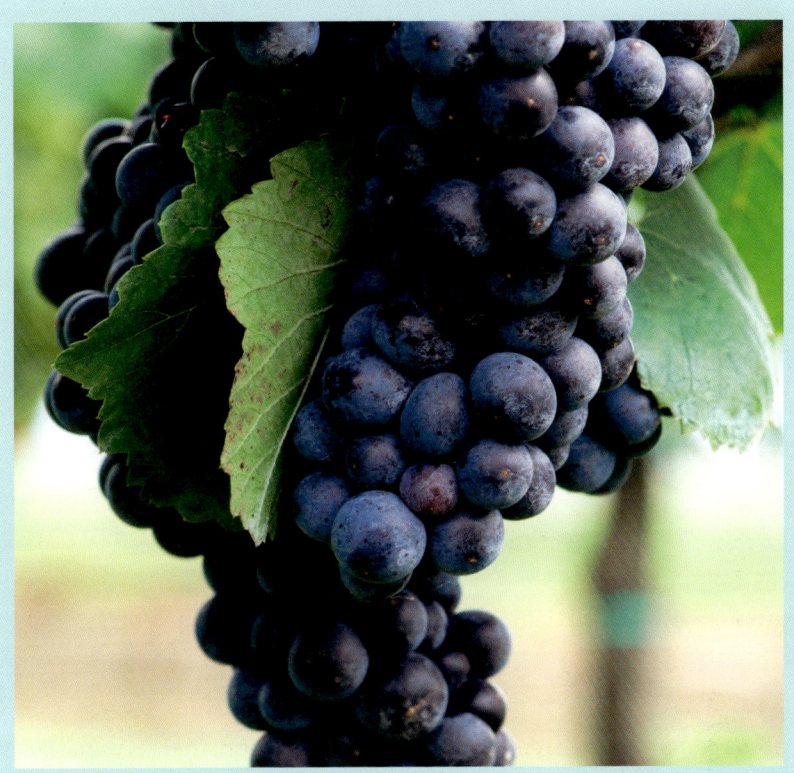

Resveratrol aus natürlichen Lebensmitteln (u. a. rote und schwarze Beeren, rote Trauben, Rotwein) ist zum einen als sekundärer Pflanzenstoff wegen seiner guten antioxidativen und damit zell-schützenden Wirkungen als gesundheitsfördernd anzusehen. Als Anti-Aging-Wirkstoff im Sinne einer Jungerhaltung des Epigenoms entfaltet es im Wesentlichen **in Kombination** mit Sirtuin-aktivierenden Substanzen positive Effekte. Dazu zählen insbesondere NAD und NAD-Verstärker wie NMN (Basics dazu auf S. 76/77).

Vom richtigen Maß der Dinge, die das Altern ausbremsen können

Die beim Entzündungs-Altern ablaufenden Prozesse, wie sie im Kapitel »Anti-Aging-Säule 1« ab S. 28 ausführlich beschrieben werden, lassen sich ganz wesentlich durch den Lebensstil beeinflussen. Ebenso die altersbeschleunigenden epigenetischen Prozesse, die wir unter der Überschrift »Anti-Aging-Säule 2« darlegen. Nehmen wir jetzt noch die grundsätzliche Regel dazu, dass es bei allem, was unserem Körper gut-tut und ihn über viele Jahre möglichst jung hält, auch darum geht, das richtige Maß zwischen Unter- und Überforderung zu finden, dann kommen wir auf folgende wichtige Punkte, die es zu berücksichtigen gilt, damit wir ein langes, gesundes Leben führen können:

- regelmäßige Bewegung,
- ausgewogene Ernährung (kohlenhydratarm, mit moderatem Intervallfasten),
- ein ausgewogenes Verhältnis zwischen körperlicher und geistiger Belastung (Stress) und Ruhe (Schlaf, Entspannung),
- die regelmäßige Beanspruchung unseres Denkapparats,
- ein ausreichend, jedoch nicht ständig zu reizvolles Leben (z. B. regelmäßige Kälte- und/oder Hitzereize wie Kaltduschen, Eisbaden, Saunagänge),
- die Vermeidung von vermeidbaren Giftstoffen aller Art (Rauchen, Umweltgifte, zu hohe Mengen an Alkohol, Drogen, Medikamenten usw.),
- die Pflege von Sozialkontakten.

Das heilsame und uns jung haltende Wirkprinzip der Hormesis betrifft unseren GESAMTEN Lebensstil.

Regelmäßige Bewegung in Form von Cardio-Training hält jung

Der medizinische Begriff cardio (auch kardio, griechisch für »Herz«) bezeichnet alles, was mit dem Herz zu tun hat. Unter Cardio-Training versteht man dementsprechend Trainingsmethoden, die das Herz stärken. Dies wird mit allen Aktivitäten erreicht, die über eine gewisse Zeit hinweg Herz- und Atemfrequenz erhöhen.

Die Möglichkeiten des Cardio-Trainings, dem Altern entgegenzuwirken, sind vielfältig. Wir können damit:

- Herz-, Lungen- und Kreislauffunktion stärken,
- das Gewicht halten bzw. unser Gewicht reduzieren,
- durch Sauerstoffzufuhr und Stoffwechselaktivierung Immun- und Reparaturprozesse im Körper aktivieren und die Gehirnleistung verstärken,
- Blutfettwerte verbessern (Triglyceride und schädliches LDL-Cholesterin senken, das gute HDL-Cholesterin erhöhen),
- den Blutdruck senken,
- den Insulinspiegel auf einem gleichmäßig niedrigen Niveau halten,
- Bauchfett (Viszeralfett), das entzündliche Hormone ausschüttet, verringern (siehe auch den Kasten auf S. 102).

Beispiele für wirkungsvolles Cardio-Training:

- Ausdauerschwimmen, Jogging, Nordic Walking, Fahrradfahren, ausdauerndes Treppensteigen ggf. kombiniert mit Jogging bzw. Nordic Walking, Bergwandern, Fußballspielen, Tanzen.
- Im Fitnessstudio: Laufband, Fahrradergometer, Crosstrainer, Stepper, Rudergerät.

Um effektiv dem Altern entgegenzuwirken, haben sich insbesondere zwei Methoden des Cardio-Trainings bewährt:

- Dauermethode: alle oben beschriebenen Trainingsmöglichkeiten in niedriger bis mittlerer Intensität, im Schnitt 40 Minuten pro Einheit, drei- bis viermal pro Woche.
- Intervalltraining: die Dauermethode mit dazwischen eingefügten intensiven Einheiten von 20 Sekunden bis zwei Minuten; Dauer insgesamt 20 bis 30 Minuten pro Einheit, ebenfalls drei- bis viermal pro Woche, nach Belieben abwechselnd mit der Dauermethode.

Die Trainingsintensität – »niedrig«, »mittel«, »intensiv« – wird am besten über die Herzfrequenz/den Puls (Pulsuhr, Brustgurt) kontrolliert. Zur Einschätzung Ihrer persönlichen Werte, aber auch zu individuell geeigneten Sportarten lassen Sie sich vom Hausarzt, vom behandelnden Facharzt oder von Ihrem Therapeuten beraten.

Mitohormesis – Zellaktivierung durch eine gewisse anregende, aber unschädliche Menge an Oxidantien in unseren Zellkraftwerken

Den Begriff Mitohormesis, ausgeschrieben mitochondriale Hormesis, prägte der deutsche Internist und Professor für Energie-stoffwechsel an der Eidgenössischen Technischen Hochschule Zürich (ETH), Michael Ristow. Er konnte 2011 darlegen, dass der seit Langem bekannte gesundheitsfördernde und lebens-verlängernde Effekt von kalorienreduzierter Ernährung und auch Ausdauersport auf der Wirkung von freien Radikalen bzw. reaktiven Sauerstoffspezies (medizinisch/englisch: ROS) beruht. Diese werden bei »Zellstress«, wie es Fasten bzw. körperliche Anstrengung darstellen, in den Energiekraftwerken der Zellen, den Mitochondrien, gebildet.

Damit bekamen die bis dahin als ausschließlich negativ, weil als zellschädigend angesehenen ROS eine ganz neue, positive, sogar mit der Langlebigkeit einer Zelle verbundene Bedeutung (Ristow et al., 2011). Daraus jedoch abzuleiten, dass sportliche Betätigung an sich grundsätzlich für jeden, in jeder Lebenslage insgesamt lebens-verlängernd wirkt, würde allerdings zu kurz greifen. Ganz klar ist: ROS wirken immer reizend und sind potenziell schädigend – vor allem dann, wenn nicht genügend neutralisierende, also anti-oxidativ wirkende Substanzen in der Zelle vorhanden sind.

Kohlenhydratreduzierte Ernährung für gesundes (Noch-) Älterwerden

Vor 20 Jahren passte der deutsche Ernährungswissenschaftler Dr. Nicolai Worm eine an der amerikanischen Harvard-Universitätskinderklinik entwickelte kohlenhydratreduzierte Diät an neueste ernährungswissenschaftliche Erkenntnisse an. Er nannte sie LOGI (englisch »Low Glycemic and Insulinemic« Diet), also eine Ernährungsweise, die zu einem niedrigen Blutzucker- und Insulinspiegel führt – und landete einen gesundheitlichen Volltreffer.

Die Ernährung nach der LOGI-Methode sieht in etwa die folgende Energie- bzw. Kalorien-Verteilung vor:

- 20 bis 30 % der Energie stammen aus gesunden, vollwertigen Kohlenhydraten (KH)
- 40 bis 50 % der Energie stammen aus hochwertigem und überwiegend pflanzlichem Fett (F)
- 20 bis 30 % der Energie stammen aus hochwertigem und überwiegend pflanzlichem Eiweiß (EW)

LOGI gilt als ausgewogene, kohlenhydratreduzierte Dauerernährung. Der etwas höhere Eiweiß- und Fettanteil im Vergleich zur durchschnittlichen in Deutschland praktizierten Ernährung führt zu einer lang andauernden Sättigung. (Die Deutsche Gesellschaft für Ernährung, DGE, empfiehlt allerdings auch heute noch nur einen Fettkalorienanteil von höchstens 30 Prozent sowie einen Anteil an Kalorien aus Kohlenhydraten von mindestens 50 Prozent).

Vielfach belegt ist inzwischen, dass LOGI insbesondere Heißhunger-attacken zwischen den drei vorgesehenen Hauptmahlzeiten vorbeugt, womit die erwünschten vier- bis fünfstündigen Essenspausen zwischen den Mahlzeiten als einfach und problemlos erlebt werden. Sinn dieser Essenspausen ist es, den Blutzucker dauerhaft in niedrigen Bereichen zu halten. Blutzuckerspitzen nach den Mahlzeiten mit anschließenden unangenehmen Unterzuckerungen und Heißhungerattacken werden durch den nur mäßigen Kohlenhydratgehalt der Speisen vermieden.

Auf den folgenden Seiten stellen wir die Grundprinzipien von LOGI in Bild und Text vor.

Ein herzliches Dankeschön

»2003 wurde das LOGI-Ernährungskonzept in der Rehaklinik Überruh eingeführt, was Dr. Nicolai Worm in vielfältiger Weise unterstützt hat und wozu er für die praktische Umsetzung immer wieder wertvolle Anregungen gegeben hat. Dafür sind das ganze Team und ich ihm bis heute dankbar.« (Peter Heilmeyer im Juni 2023). – Einige der wichtigen Erkenntnisse und Erfolge werden im Folgenden dokumentiert.

LOGI in der Praxis

Die LOGI-Pyramide – einfach, logisch, praktisch

Mit der LOGI-Pyramide sind Sie bestens für die Umsetzung von LOGI im Alltag gerüstet. Sie stellt anschaulich dar, in welcher Gewichtung die einzelnen Lebensmittelgruppen auf dem Speiseplan stehen sollten. Das macht die Zusammenstellung von LOGI-Mahlzeiten zum Kinderspiel. Das Zählen von Kalorien oder Fettpunkten wird komplett überflüssig. Mit der Pyramide können Sie das Wesentliche auf einen Blick erfassen.

Stufe 1 – täglich reichlich zu jeder Mahlzeit. Das Fundament der LOGI-Ernährung bilden Lebensmittel mit geringer Blutzuckerwirkung und einer niedrigen Energiedichte bei hoher Nährstoffkonzentration – allen voran stärkearmes Gemüse, Pilze, Salate und zuckerarme Obstsorten. Als grobe Empfehlung gelten Portionsgrößen von 300 bis 350 Gramm pro Mahlzeit. Hinzu kommen hochwertige Fette wie Olivenöl, Rapsöl, Kokosöl, Leinöl, Walnussöl und Butter.

Stufe 2 – täglich zu jeder Mahlzeit. In der zweiten Ebene sind eiweißreiche und fettreiche Sattmacher angesiedelt – ebenfalls mit einer geringen Blutzuckerwirkung: Fleisch, Fisch, Eier, Milch und Milchprodukte, Hülsenfrüchte. Pro Mahlzeit gilt eine Menge von 100 bis 250 Gramm als gutes Maß. Nüsse gibt's in kleinen Mengen als Gesundheitsplus.

Stufe 3 – in Maßen. Hier haben Vollkornbrot oder -brötchen, Grau- und Mischbrot, Vollkorn- oder Hartweizennudeln, Reis, Kartoffeln und stärkereiches Gemüse wie Mais (auch Maismehl) ihren Platz. Diese

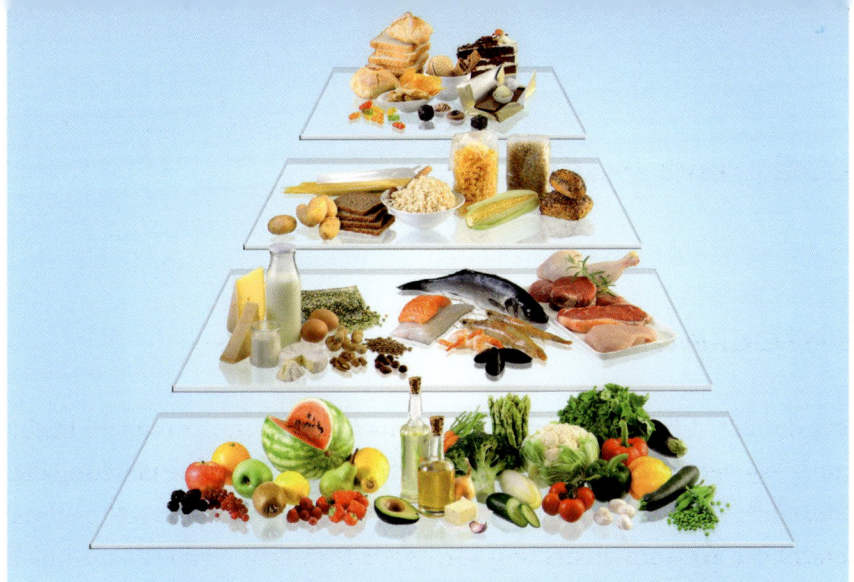

Die LOGI-Pyramide: Auf der breiten Basis finden Sie alles, was täglich reichlich und mehrmals auf dem Speiseplan stehen darf. Die zweite Ebene gehört ebenfalls zur täglichen Grundversorgung. In geringen Mengen ergänzen kohlenhydratreiche Lebensmittel (Ebene 3) den Speiseplan. Produkte aus der Spitze der Pyramide sollten nur ausnahmsweise verzehrt werden.[1]

Lebensmittel lassen aufgrund ihres hohen Ballaststoffgehalts den Blutzucker moderat ansteigen und sättigen gut. Verzehren Sie all diese Produkte nur in geringen Mengen, sonst kommt es rasch zu einem unerwünscht hohen Blutzuckeranstieg.

Stufe 4 – gelegentlich und mit Bedacht. Verbote gibt es bei LOGI nicht! Dennoch gilt für die besonders kohlenhydratreichen Lebensmittel von Stufe 4 (u. a. Weißmehlprodukte wie Weißbrot, Brötchen, Kuchen, Süßigkeiten, Knabbereien) die Empfehlung: Essen Sie diese eher selten und dann auch nur sehr kleine Portionen davon! Größere Mengen bewirken einen massiven Blutzuckeranstieg und haben eine entsprechend heftige Insulinreaktion zur Folge – was wiederum Hunger auf weitere Kohlenhydrate provoziert.

1   LOGI®ist eine international registrierte Wortmarke der Prävent GmbH, Dortmund; www.praevent-gmbh.de.

LOGI in der Nahsicht

Gemüse und Obst: Stärkearmes Gemüse und zuckerarme Obstsorten bilden die Basis der LOGI-Ernährung. Die vegetarischen Powerpakete aus der Natur haben eine geringe Blutzuckerwirkung, sorgen für eine gute Sättigung und liefern eine Fülle an lebenswichtigen Vitaminen, Mineralien, darüber hinaus gesundheitsfördernde sekundäre Pflanzenstoffe und Ballaststoffe. Besonders bei Gemüse, Pilzen und Salaten können Sie also reichlich zulangen. Beim Obst bevorzugen Sie am besten zuckerarme Sorten wie Beeren, Papaya, Äpfel, Birnen oder Kiwis.

Grundsätzlich gilt: Sorgen Sie für Abwechslung auf Ihrem Speiseplan! Je bunter, desto besser. Erntefrische, regionale, saisonale Ware ist unbedingt zu bevorzugen. Wer gerne einen gewissen Vorrat an Gemüse und Obst zu Hause hat, ist mit TK-Ware gut beraten. Diese Produkte werden erntefrisch verarbeitet, sodass die wertvollen Inhaltsstoffe bestmöglich erhalten bleiben.

Gesunde Fette: LOGI pflegt einen liberalen Umgang mit Fetten – weil es gesund ist und weil es mit Fett einfach besser schmeckt. Zu den Alltagsfetten in der LOGI-Ernährung gehören solche mit einem hohen Anteil an einfach ungesättigten Fettsäuren und Omega-3-Fettsäuren – z.B. Oliven- und Rapsöl. Für die kalte Küche eignen sich auch Lein-, Chia-, Hanf- oder Walnussöl. Auch Butter, Butterschmalz und besonders natives Kokosfett haben bei LOGI ihren Platz. Sie sind bestens zum Braten, Backen und Frittieren geeignet.

Fleisch: Fleisch ist eine wichtige und sehr hochwertige Eiweißquelle. Was eher weniger bekannt ist: Fleischfett besteht zu rund 60 Prozent aus einfach ungesättigten Fettsäuren, die einen schützenden Effekt auf das Herz-Kreislauf-System haben. Fleisch von weidegehaltenen Tieren und Wild enthält darüber hinaus nennenswerte Mengen an mehrfach ungesättigten Omega-3-Fettsäuren. Rotes Fleisch (z. B. von Rind, Kalb, Schwein, Lamm) ist zudem ein guter Lieferant für Eisen, Kalium und Zink.

> Achten Sie beim Kauf von Fleisch auf artgerechte Haltung und, wenn möglich, regionale Herkunft. Sie erfreuen sich dadurch nicht nur an wesentlich gesünderen, wohlschmeckenderen Erzeugnissen, Sie fördern gleichzeitig auch Tier-, Natur- und Umweltschutz und unterstützen engagierte Produzenten in Ihrer Region.

Fisch: Fettreiche Fische wie Lachs, Hering, Makrele, Thunfisch, Wels oder Aal tragen maßgeblich zur Versorgung mit Omega-3-Fettsäuren bei. Salzwasserfische wie Seelachs, Schellfisch, Makrele und Matjes gehören zudem zu den besten Jodlieferanten. In sonnenlichtarmen Zeiten helfen u. a. Hering, Forelle, Lachs und Thunfisch, die Vitamin-D-Depots zu füllen. Fisch ist außerdem ein guter Lieferant für Vitamin B12 und Selen. Fischeiweiß ist hochwertig und leicht verdaulich.

> Aus gesundheitlicher Sicht ist ein reichlicher Fischverzehr empfehlenswert, aus ökologischer dagegen weniger. Viele Gewässer sind überfischt, die Fischbestände zum Teil stark gefährdet. Extrem lange Transportwege verursachen eine äußerst schlechte Ökobilanz. »Klasse statt Masse« lautet daher die Devise. Bevorzugen Sie daher unbedingt Fisch aus nachhaltigem Fang bzw. nachhaltiger Zucht.

Eier: Eier spielen in der LOGI-Ernährung eine große Rolle. Sie sind äußerst vielseitig einsetzbar, liefern hochwertiges Eiweiß, gesunde Fette sowie eine Fülle an Vitaminen und Mineralstoffen. Noch dazu enthalten sie so gut wie keine Kohlenhydrate! Der Eiweißgehalt bringt alle Vorteile mit sich, die man von Eiweiß erwarten darf: eine gute Sättigung, niedrige Blutzucker- und Insulinspiegel und ein Ankurbeln des Stoffwechsels.

Milch und Milchprodukte: Bei LOGI werden vollfette Milch und Milchprodukte bevorzugt. Sie schmecken nicht nur besser, sondern machen auch länger satt als die fettarmen Varianten. Darüber hinaus ist Milchfett besonders leicht verdaulich. Sauermilchprodukte wie Joghurt, Kefir oder Buttermilch wirken besonders günstig auf den Stoffwechsel und das Immunsystem. Bioaktive Aminosäureverbindungen aus der Milch können u. a. zur Senkung des Blutdrucks beitragen, entzündungshemmend und schmerzlindernd wirken. Meiden Sie allerdings Fertigprodukte aus Milch, Joghurt oder Quark. Sie enthalten häufig eine Menge Zucker und Aromastoffen.

Hülsenfrüchte: Der hohe Gehalt an Ballaststoffen, eine gute Portion Eiweiß, eine nur geringe Blutzuckerwirkung, das macht Hülsenfrüchte zu einem wichtigen Bestandteil der LOGI-Ernährung. Hinzu kommt ein ganzes Paket an Vitaminen, Mineralstoffen und Spurenelementen. Der Kohlenhydratgehalt von Linsen, Bohnen und Co. ist bedeutend geringer als der von Getreideprodukten. Daher eignen sich aus Hülsenfrüchten hergestellte Mehle (z. B. Kichererbsen- oder auch Sojamehl) gut für den Einsatz in der kohlenhydratbewussten Küche.

Weitere Sojaprodukte wie Tofu, Sojamilch, -Joghurt und -Sahne lassen sich ebenfalls in den LOGI-Speiseplan integrieren, eine gute Variante für Vegetarier und für alle, die Kuhmilch(produkte) nicht vertragen.

Nüsse: Sie wurden lange Zeit wegen ihres hohen Fettanteils als Dickmacher abqualifiziert. Inzwischen ist jedoch längst bekannt, dass Nüsse einen hohen Gesundheitswert haben, u. a. mit ihren ungesättigten Fettsäuren zum Schutz von Herz und Gefäßen beitragen können. Eiweiß, Ballaststoffe, verschiedene Mineralien und sekundäre Pflanzenstoffe komplettieren das Potenzial der knackigen Kraftpakete. Daher gehören Nüsse in geringen Mengen täglich in und an LOGI-Gerichte.

Süßungsmittel: Prinzipiell spricht nichts gegen den sparsamen Gebrauch von Zucker, Honig und Co. oder den Einsatz von alternativen Süßungsmitteln, die einen deutlich niedrigeren Kaloriengehalt haben oder kalorienfrei sind. Der Fokus bei LOGI liegt allerdings darauf, die süßen Geschmacksnerven zu sensibilisieren. Das gelingt, wenn mit allen süßenden Zutaten nur sehr sparsam umgegangen wird. Dazu gehören neben Zucker natürliche Süßungsmittel (z. B. Honig, diverse Dicksäfte, Datteln), Zuckeraustauschstoffe (z. B. Sorbit, Xylit, Erythrit) und Süßstoffe (z. B. Stevia, Aspartam, Cyclamat).

Getränke: Trinken von Wasser ist die natürlichste Art, Durst zu löschen. Wer das pur nicht mag, kann es geschmacklich mit Zitrussaft oder Kräutern aufpeppen. Oder Sie bereiten eine Schorle aus 2:1 Wasser und natürlichem Fruchtsaft zu. Weiterhin eignen sich als Alltagsgetränk Kräuter- oder Früchtetees. Auch einige Tassen Kaffee, Schwarztee oder grüner Tee können zur täglichen Versorgung mit Flüssigkeit beitragen. Smoothies sind – insbesondere, wenn sie auf Obstbasis zubereitet werden – eher als kleine Mahlzeit, denn als Getränk zu betrachten.

Softdrinks wie Limonaden oder Cola fallen bei der LOGI-Ernährung durchs Raster. Sie enthalten nicht nur eine Menge Zucker, sondern häufig auch eine ganze Reihe an Zusatzstoffen. Light-Getränke sind – zumindest in größeren Mengen – ebenfalls keine gesunde Alternative, auch wegen der Gewöhnung an einen starken Süßgeschmack.

> Alkoholische Getränke sind keine Durstlöscher. Gegen einen moderaten Genuss ist bei Gesunden aber nichts einzuwenden. Vergessen Sie dabei jedoch nicht, dass Alkohol in größeren Mengen die Fettverbrennung hemmt und zudem hungrig macht.

Mögliche gesundheitliche Erfolge mit der LOGI-Ernährung – eine Auswahl

- Der niedrige Kohlenhydratgehalt lässt uns aussteigen aus dem fatalen Blutzucker-Insulin-Karussell: viele Kohlenhydrate aus der Nahrung ▶ viel Insulinausschüttung, damit diese aus dem Blut in die Zellen befördert werden können ▶ Heißhunger ▶ kohlenhydratreiche Mahlzeit ▶ viel Insulinausschüttung ... ▶ Abstumpfung der Zellen gegenüber dem »Türöffnerhormon« Insulin ▶ Energiemangel in den Zellen, weil die Zellen keinen Zucker mehr bekommen, dauerhaft hoher Blutzucker, Entzündungsreaktionen im gesamten Körper (silent inflammation), Mästung der Fettzellen ...
- Mit einer kohlenhydratarmen Ernährung können die Zellen bereits nach kurzer Zeit die aus der Nahrung aufgenommene Energie wieder besser verwerten (mehr Zellenergie). Das bremst die Zellalterung. Und weil weniger (im besten Fall sogar keine) Energie mehr in die Fettzellen wandert, sind alle Voraussetzungen zur Gewichtsabnahme geschaffen. Außerdem nimmt die entzündliche Aktivität des Fettgewebes ab (Detailinfos dazu im Kasten auf S. 102).
- Die kohlenhydratreduzierte Ernährung nach dem LOGI-Konzept führt zu besseren Blutfettwerten sowohl was die Gesamtmenge anbelangt als auch die Zusammensetzung: Gemessen wird bereits nach einigen Wochen ein niedrigeres LDL-Cholesterin, das wesentlich mitverantwortlich ist für Entzündungsvorgänge in den Arterien, der Vorstufe von Infarkten. Auch die Triglyceridwerte sinken deutlich, was ebenfalls gefäßschützend wirkt (siehe Tabelle, Spalte »Veränderungen«).

- Ebenfalls dokumentiert ist der sinkende Entzündungsparameter CRP, der bei Patienten mit metabolischem Syndrom grundsätzlich erhöht ist (ausführliche Informationen zu CRP gibt es ab S. 35).

Parameter	Mittelwert 1. Messung ± SD	Mittelwert 2. Messung ± SD	Veränderungen	Signifikanz (2-seitig)[1]	N[2]
Körper-gewicht	116,3 ± 22,7 kg	113,1 ± 21,8 kg	−3,2 kg	p < 0,001	359
Körperfett	43,7 ± 10,3 %	41,9 ± 10.6 %	−1,8 %	p < 0,001	342
Body Mass Index	38,8 ± 6,6 kg/m²	37,8 ± 6,4 kg/m²	−1 kg/m²	p < 0,001	352
Gesamt-cholesterin	214,4 ± 43,6 mg/dl	187,6 ± 22,5 mg/dl	−26,4 mg/dl	p < 0,001	359
LDL	124,8 ± 37,2 mg/dl	107,2 ± 30,9 mg/dl	−17,6 mg/dl	p < 0,001	338
HDL	49,2 ± 11,7 mg/dl	49,4 ± 13,4 mg/dl	+0,2 mg/dl	p < 0,073	359
Triglyceride	215,1 ± 162,5 mg/dl	162,8 ± 99,7 mg/dl	−52,3 mg/dl	p < 0,001	358
Nüchtern-glukose	108,3 ± 29,3 mg/dl	100,8 ± 20,8 mg/dl	−7,5 mg/dl	p < 0,001	305
Harnsäure	6,98 ± 1,6 mg/dl	6,61 ± 1,4 mg/dl	−0,37 mg/dl	p < 0,001	323
hsCRP	6,95 ± 8,3 mg/l	4,58 ± 5,7 mg/l	−2,37 mg/l	p < 0,001	339

[1] Wilcoxon-Test für verbundene Stichproben
[2] Gesamtzahl der Stichprobenwerte in der Test-Auswertung

Wirkung der LOGI-Ernährung auf den Stoffwechsel bei Adipositas (Rehaklinik Überruh, 2003) Klinische Parameter vor Beginn und nach dreiwöchiger Ernährungsumstellung.

Quelle: Ernährung & Medizin 2008; 23:22. © Medizinverlage Stuttgart GmbH & Co. KG, 2008

Bauchfett produziert Entzündungsstoffe!

Das Fettgewebe ist nicht nur ein bloßer »Energiespeicher«, sondern auch ein hormonell äußerst aktives Organ. Hier werden zahlreiche Botenstoffe produziert, die verschiedenste Prozesse im Körper beeinflussen. Unter anderem Entzündungsfaktoren wie CRP, die u. a. Arteriosklerose beschleunigen. Das ist ein weiterer wichtiger Erklärungsansatz für die enge Verknüpfung zwischen Übergewicht, Typ 2 Diabetes und erhöhtem Risiko für Herz-Kreislauf-Erkrankungen.

Wissenschaftlich erwiesen ist, dass eine kohlenhydratreduzierte Ernährung in Kombination mit Bewegung (Cardio-Sport) maximale Effekte bei der Fettverbrennung erzielen kann, vor allem von tiefliegendem Bauchfett (Viszeralfett) – auch bei an sich schlanken Personen, die eine »apfelbetonte« Figur haben. Dies wiederum reduziert signifikant die Produktion von entzündungsfördernden Botenstoffen.

Kohlenhydratarme, gemüsebetonte, vielfältige Kost ist von sich aus reich an Vitaminen, Mineralstoffen und sekundären Pflanzenstoffen. Kombiniert mit regelmäßiger Bewegung und einem ausgewogenen Verhältnis zwischen Aktivität (körperlicher wie geistiger) und Ruhe bzw. Entspannung steigert dies – im Gegensatz zur alleinigen Einnahme von Nahrungsergänzungsmitteln – nachweislich die Wahrscheinlichkeit für ein gesünderes langes Leben. Entzündliche und gewebsschädigende Prozesse werden ausgebremst.

Langlebigkeit durch Kalorienbeschränkung

> Der Insulinresistenz der Zellen und damit deren »Verhungern« trotz Nahrungsüberschuss kann nicht nur durch Kohlenhydrat-Minimierung (Low Carb/LOGI), sondern auch durch Fasten entgegengewirkt werden.

Sinclair konnte in seinem Buch »Das Ende des Alterns« bereits über eine Menge an Erfahrungen aus Versuchen mit Tieren berichten, die einer kalorienreduzierten Diät unterzogen wurden. Allesamt mit einem positiven Ergebnis, was eine höhere, gesunde Langlebigkeit betraf.

Auch führte Sinclair als Beispiel für die Wirksamkeit einer Kalorienbeschränkung das eindrucksvolle Leben eines venezianischen Adligen im 15. Jahrhundert an – das lange Zeit sehr ausschweifend war. Nachdem dieser sich in höherem Alter, sowohl was das Trinken als auch das Essen betraf, stark mäßigte – nach seinem eigenen Bekunden stand er immer dann vom Tisch auf, wenn er gut in der Lage gewesen wäre, noch mehr zu essen –, wurde er um die 100 Jahre alt. (Sinclair, 2019, S. 138 f.) Damit wurde er etwa doppelt so alt wie der Durchschnitt der damaligen männlichen Bevölkerung, der das Kleinkindalter überlebt hatte.

Darüber hinaus konnte Sinclair auch eine Reihe an Einzelbeobachtungen von überdurchschnittlich gesunden, älteren Menschen aus unserer Zeit beschreiben, die sich über Jahre kalorienreduziert ernährt hatten.

Es ist erwiesen, dass Fasten bzw. eine dauerhafte Kalorienbeschränkung aufgrund der resultierenden geringen Insulin-Ausschüttung die Zellalterung verlangsamt. Inzwischen sind Wissenschaftler durch die Studie »CALERIE« zu dem Ergebnis gekommen, dass selbst normalgewichtige Personen von einer ständigen leicht unterkalorischen Ernährung gesundheitlich profitieren (Studie »CALERIE«, Rickman et al., 2011).

Sogar regelmäßiges Kurzzeit-Fasten hat eine reinigende Wirkung
Fachsprachlich nennt man das regelmäßige lange Pausieren zwischen Mahlzeiten auch »intermittierendes Fasten«, was so viel bedeutet wie immer wieder unterbrochenes Fasten. Wer jeden Tag regelmäßig mindestens 10 Stunden am Stück auf die Zufuhr von Kalorien verzichtet – sei es aus Getränken, sei es aus Speisen –, verschafft den Zellen jeden Tag die Möglichkeit, optimal zu regenerieren. Denn erst dann können beschädigte oder nicht mehr benötigte Zellen zerlegt und abgebaut oder zu neuen Zellbestandteilen wiederverwertet werden. Damit sorgt Kurzzeit-Fasten dafür, dass Zellen (wieder) optimal funktionieren und »Zellschrott« beseitigt werden kann. Dies ist ein wichtiger Faktor, um vorzeitigem Altern vorzubeugen.

Übrigens: Auch die unser Epigenom stabilisierenden und damit altersausbremsenden Sirtuine steigen durch Fasten. (Ausführliches zu Sirtuinen finden Sie ab S. 72.)

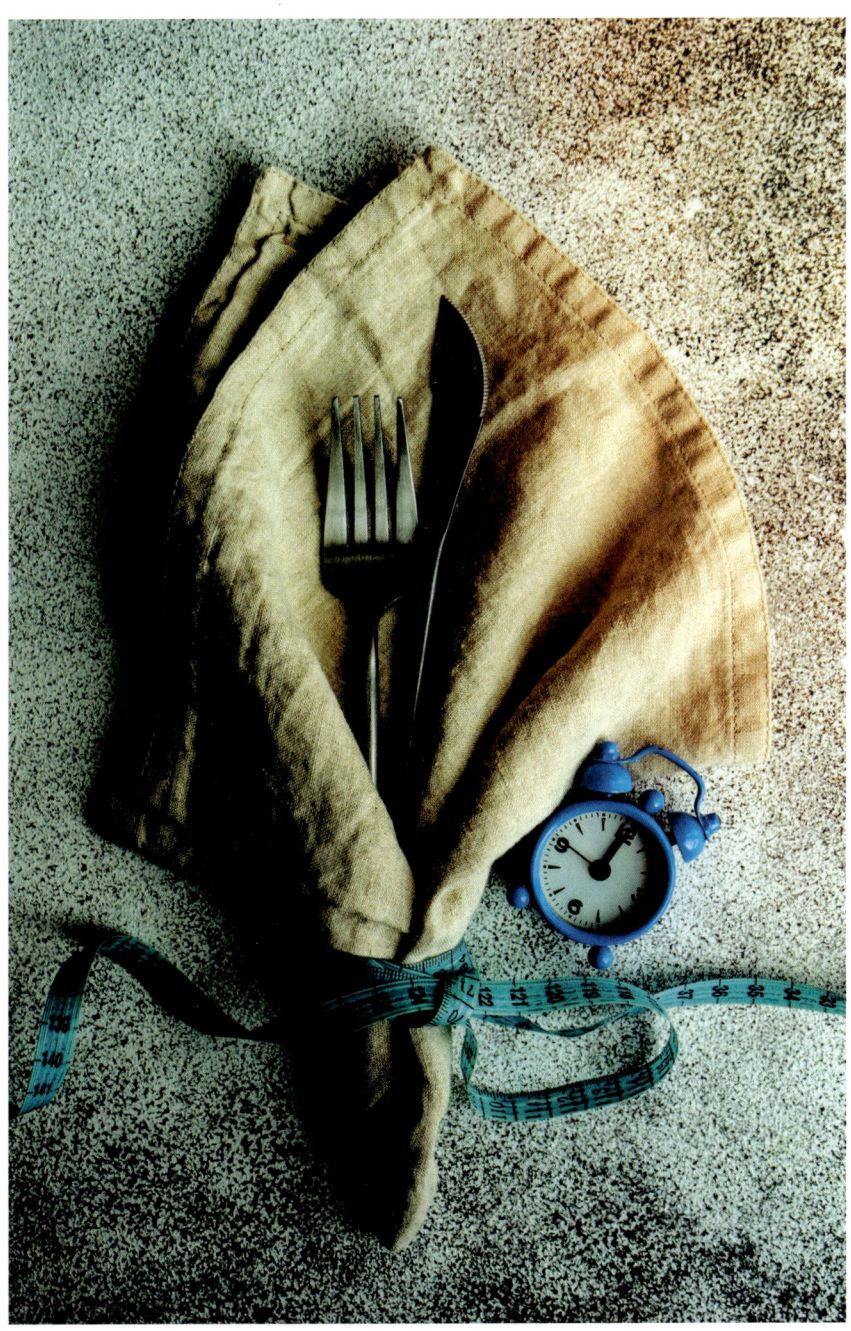

Das richtige Verhältnis von Belastung und Ruhe wirkt lebensverlängernd

Zellen, Organe und Gewebe, die Stress ausgesetzt sind, erhöhen als Reaktion darauf ihre Erhaltungs- und Reparaturprozesse. Für ein gesundes Altern sollte daher die Menge an Belastung das richtige Maß haben. Das betrifft alle Bereiche unseres Lebens: den körperlichen, mentalen und seelischen. Das bedeutet z. B., dass wir weder zu viel noch zu wenig essen und trinken. Das bedeutet auch, dass wir möglichst nur in Maßen Medikamente einnehmen, schlechte Luft einatmen und Giften, extremen Temperaturen, schädlicher Strahlung, Umweltgiften etc. ausgesetzt sind.

Ein Beispiel für die fatalen Folgen einer scheinbar kleinen Dysbalance:
Bekommen wir dauerhaft zu wenig Schlaf, reagiert unser Stoffwechsel wie bei einem Diabetiker: mit Insulinresistenz, Heißhunger, Verschlechterung der Stoffwechselwerte.

> Zu hoher und vor allem zu lang andauernder Stress begünstigt silent inflammation: Andauernde Überbelastung, welcher Art auch immer, kann zu einer Überforderung der Nebenniere mit einer daraus resultierenden verminderten Cortisolproduktion führen. Dies ist vermutlich einer der Gründe für die Müdigkeit, welche die Überbelastung oft begleitet: Der Cortisolspiegel beim Gesunden ist morgens am höchsten und wird als wichtiger Faktor für das morgendliche Wachwerden angesehen.

Studie: Eine Kombination aus hormetisch wirksamen Faktoren, die verjüngend wirken können

Eine 2021 veröffentlichte US-amerikanische Pilotstudie konnte zeigen, dass das biologische Alter bereits mit einer nur acht-wöchigen Intervention »zurückgedreht« werden kann. 18 Männer zwischen 50 und 72 Jahren hielten sich an folgende Regeln:

- mindestens 7 Stunden Schlaf pro Nacht,
- tägliche Atem- und Entspannungsübungen,
- an mindestens 5 Tagen pro Woche mindestens 30 Minuten Sport,
- eine kohlenhydratreduzierte Ernährung mit reichlich Gemüse und pflanzlichem Protein,
- mäßiges Intervallfasten mit einer Essenspause zwischen 19 und 7 Uhr,
- tägliche Nahrungsergänzung mit einem Mix aus sekundären Pflanzenstoffen sowie Probiotika (Milchsäurebakterien).

20 Männer aus derselben Altersgruppe bildeten die Vergleichs-gruppe und sollten ihren bisherigen Lebensstil im Versuchszeit-raum unverändert lassen.

Die Forschenden bestimmten zu Beginn und am Ende der Studie das epigenetische Alter aller Teilnehmer nach der Methode der Horvath-Uhr. Ergebnis: Die Gruppe, die das 8-Wochen-Programm absolviert hatte, war durchschnittlich mehr als drei Jahre jünger als die Vergleichsgruppe (Fitzgerald et al., 2021).

Ein gutes Maß an sozialen Interaktionen kann eine längere Gesundheitsspanne ermöglichen

Alle, die die Einschränkungen während der Corona-Pandemie aushalten mussten, können aus eigener Erfahrung berichten, wie beeinträchtigend die fehlenden sozialen Kontakte auf die Psyche waren. Neue Studien weisen nun sogar darauf hin, dass uns Einsamkeit schneller altern lässt.

Soziale Kontakte wirken altersausbremsend, denn sie fordern uns auf verschiedenen Ebenen in einem gesunden Maß (Hormesis!):

- Durch den gegenseitigen Austausch bleibt man länger geistig beweglich.
- Gemeinsame Unternehmungen halten einen gleichzeitig auch körperlich fit.

Dabei gilt:

- Die Qualität macht's, nicht die schiere Menge an Kontakten.
- Generationsübergreifende Kontakte (von Älteren zu Jüngeren) halten die Älteren länger jung.

Insgesamt führt ein ausgewogenes Maß an sozialen Kontakten zu mehr Zufriedenheit im Alltag, einer positiveren Sicht auf das Leben und zu einem besseren Umgang mit Stressoren aller Art.

(Quelle u. a.: Voelpel, 2016)

> Ein nicht zu viel und nicht zu wenig »reizvolles« Leben hält Geist, Seele und Körper lange gesund und jung.

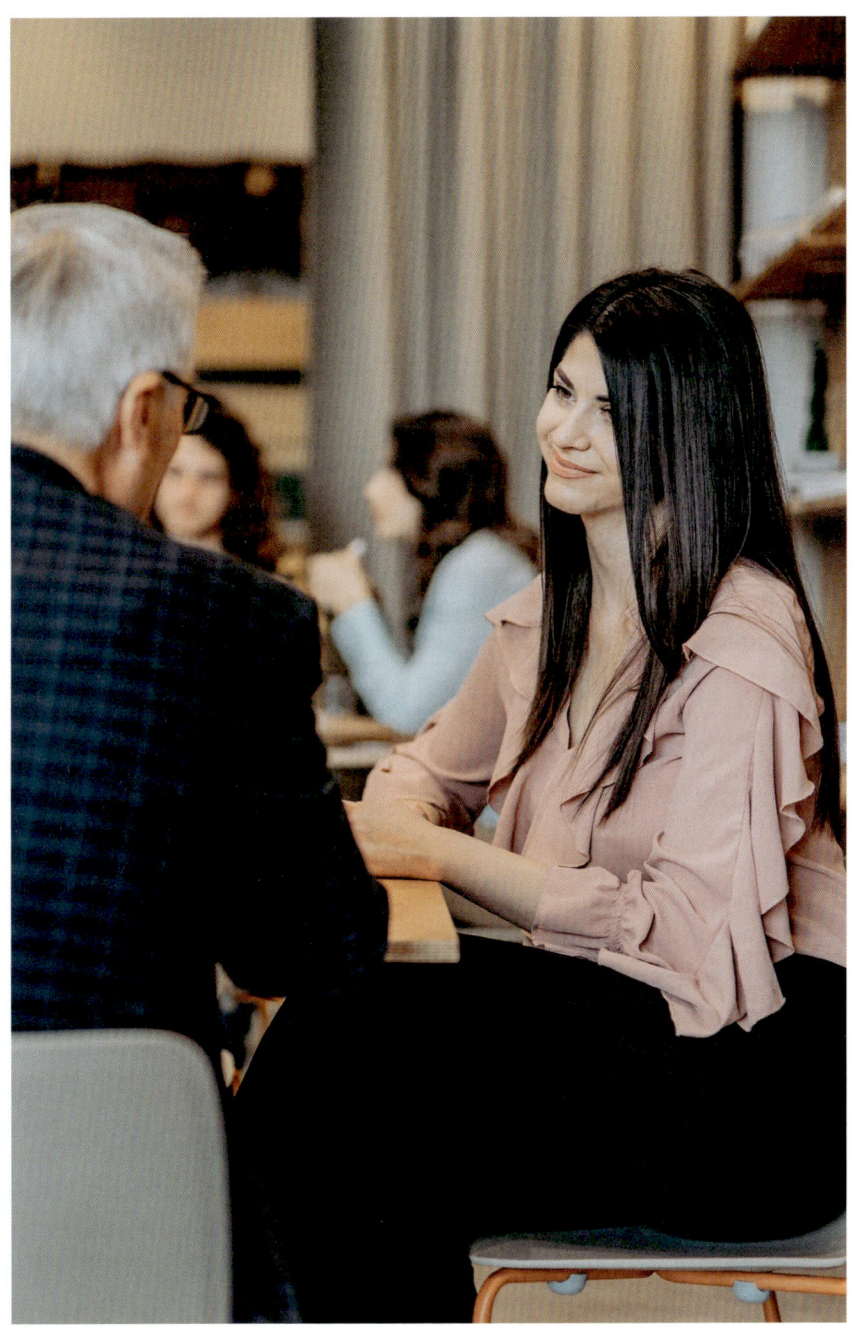

Ein persönlicher Weg zu einem langen gesunden Leben

Ein persönlicher Weg zu einem langen gesunden Leben

Wie alt bin ich eigentlich? »Was für eine Frage?«, könnte man fragen. Jeder hat schließlich ein eindeutiges Geburtsdatum, auf der Geburtsurkunde zu lesen und auch auf allen Dokumenten, die man im Verlauf seines Lebens ausfüllt oder bekommt. – Was wir offiziell angeben und was auf den vielen amtlichen Briefen, die wir bekommen, geschrieben steht, ist unser numerisches Alter, auch biografisches oder kalendarisches Alter genannt. Es sagt aus, wie viele Tage, Monate, Jahre wir seit unserer Geburt schon leben.

Doch da gibt es auch noch etwas anderes: das eigene Gefühl für das Alter oder auch das, was uns andere zuschreiben. So gibt es Kinder oder Jugendliche, die obwohl noch sehr jung, schon so reif wirken wie Erwachsene. Es gibt junge Erwachsene, die sich selbst schon als sehr alt empfinden, sei es aufgrund einer Erkrankung, sei es aufgrund vieler negativer Erfahrungen. Und dann gibt es ältere Menschen, die trotz ihres numerischen Alters superagil und auch im Kopf noch fit sind. Solche Menschen antworten häufig auf die Frage, ob sie sich so alt fühlen, wie sie (numerisch) sind: »Ich glaube, nur immer die anderen sind älter geworden.« – Das nennt man das gefühlte Alter.

Nicht zuletzt gibt es noch das BIOLOGISCHE ALTER. Dabei geht es um das eigentliche Alter unserer Zellen und Körpergewebe (zur genauen Definition des biologischen Alters, siehe Kasten auf S. 54/55).

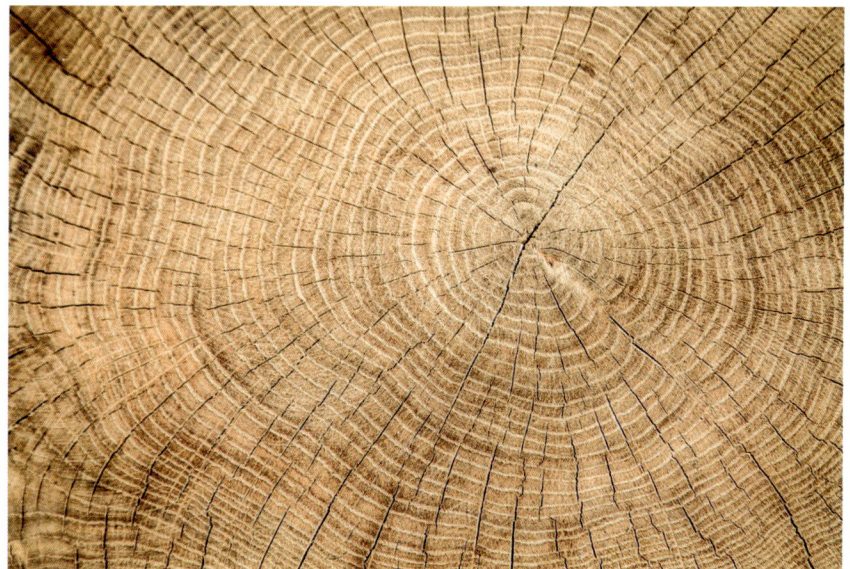

Dieses Kapitel beginnt mit der persönlichen Geschichte von Dr. Peter Heilmeyer, in der er beschreibt, wie er dazu kam, sich intensiv mit dem Altern auseinanderzusetzen.

Es schließt sich die Dokumentation seiner eigenen vielfältigen Maßnahmen an, das biologische Altern zu verzögern, um möglichst viele Jahre körperlich und geistig gesund zu leben.

Interview mit Dr. Peter Heilmeyer

**Claudia Lenz: Als Internist und Sportmediziner hast
du Jahrzehnte lang kranken Menschen wieder zu mehr
Gesundheit verholfen und berätst Berufstätige bis heute,
wie diese ihr Leben möglichst lang möglichst gesund verbringen können. Wie aber kam es dazu, dass du dich
selbst – über das schulmedizinische Maß hinaus – mit
dem Altern bzw. dem Nicht-Altern beschäftigt hast?**

Peter Heilmeyer: Dazu würde ich gerne ganz weit zurück
anfangen ... Ich wurde in Freiburg geboren, mein Vater
war dort leitender Arzt der medizinischen Universitäts-
klinik. Damit lernte ich schon als sehr kleines Kind, dass
Ärzte kranken Menschen helfen, gesund zu werden. Ich
bekam aber auch schon früh mit, dass zum Gesund-
bleiben eigenes Zutun gehört: So haben zum Beispiel
meine beiden Eltern Mitte der 50er Jahre das Rauchen
aufgegeben.

Meine zweite sehr eindrückliche Erfahrung mit dem
Altern machte ich gut 20 Jahre später. Nach dem Studium
der Medizin in Freiburg begann ich eine klassische Arzt-
laufbahn. In diesem Rahmen war ich unter anderem
einige Jahre an einem kleineren Krankenhaus tätig, wo
sehr viele Patienten mit typischen Alterskrankheiten
behandelt wurden. Es ging zum Beispiel um Infarkte,
Erkrankungen der inneren Organe, kaputte Knie- oder
Hüftgelenke. Die fachkundige medizinische Behandlung
des jeweiligen akuten medizinischen Problems konnten

wir natürlich sicherstellen. Weniger allerdings eine Verbesserung des gesamtgesundheitlichen Zustands unserer Patienten ...

Einprägsame Jahre, die dazu führten, das Altern tiefer verstehen zu wollen

Peter Heilmeyer arbeitete drei Jahre als Internist in Waldkirch an einer Klinik für Chirurgie und Innere Medizin. Hier behandelte er viele ältere und alte Menschen, die zwar wegen eines akuten Vorfalls in die Klinik aufgenommen worden waren, die jedoch daneben auch an mehreren gleichzeitig bestehenden chronischen Krankheiten litten. Fachsprachlich bezeichnet man solche Patienten als multimorbid, was wörtlich übersetzt »mehrfach-krank« bedeutet.

Mehrfacherkrankungen treten mit zunehmendem Alter häufiger auf, weshalb sich Altersmediziner längst eingehend damit beschäftigen. Multimorbidität kann dazu führen, dass ein einzelnes Krankheitssymptom (z. B. Gefäßverengung oder Gelenkverschleiß) nicht mehr nur einer einzelnen Ursache zugeordnet werden kann, was natürlich die Behandlung erschwert. Zum anderen geht es auch um die Vielzahl an Medikamenten, die von Mehrfacherkrankten eingenommen werden und die sich miteinander »vertragen« müssen. Wechselwirkungen einzelner Medikamente untereinander können nicht nur dazu führen, dass ein Medikament nicht mehr wirkt, sondern weitere Erkrankungen/ Schäden auslösen.

... Während dieser Zeit in einer Akutklinik wurde mir eines sehr eindrücklich klar: Um dem Prozess des Alterns, dem allmählichen Funktionsverlust von mehr und mehr Organen und Strukturen entgegenzuwirken, ist ein möglichst frühes **eigenes** Eingreifen in altersbedingte Vorgänge nötig. Hierbei spielten zum damaligen Zeitpunkt Lebensstilmaßnahmen die allergrößte Rolle, also etwa gesunde Ernährung, ausreichend Bewegung, möglichst schadstoffarm zu leben, ausreichend zu schlafen.

Hatte diese Erkenntnis auch persönliche Konsequenzen?

Unbedingt: Ich fing unter anderem damit an, meine Herz-Lungen-Leistung mit regelmäßigem Cardio-Training zu stärken, pflegte ausgiebig mein Hobby Wintersport, wenn Schnee lag, bewegte mich auch sonst reichlich draußen in der Natur.

Das Cardio-Training hast du jahrzehntelang bis heute praktiziert und damit – messbar – deine Fitness erhalten. Bei dir ging es aber bereits nach kurzer Zeit noch viel weiter. Warum?

Ich fand es frustrierend, im Krankenhausalltag so häufig miterleben zu müssen, wie vor allem ältere Patienten nach erfolgreichen Behandlungen bei uns im Haus mit einer kaum verbesserten insgesamten Lebensqualität das Klinikum verließen – was schlichtweg ihren vielen unterschiedlichen Vorerkrankungen geschuldet war. Das war mir eine stetige Mahnung, selbst so zu leben, dass ich bis zu meinem Lebensende möglichst rundum gesund bleibe.

Inspiriert zu weiteren persönlichen Maßnahmen hat mich dann die Lektüre eines Buches von Linus Pauling, 1990 auf Deutsch erschienen unter dem Titel »Das Vitamin-Programm. Topfit bis ins hohe Alter«. Darin spricht sich der US-amerikanische Chemieprofessor und zweimalige Nobelpreisträger Pauling für eine regelmäßige Einnahme von – teils hochdosierten – Vitamindosen aus, um gesund alt zu werden. Paulings Thesen und Argumentationen überzeugten mich sehr. Vieles davon hat übrigens auch heute noch wissenschaftlich Bestand, Pauling gilt nicht zu Unrecht als Begründer der ortho-molekularen Medizin …

… in der es darum geht, dass unser Körper mit der richtigen Menge an wichtigen Molekülen versorgt wird.

Ja, von Pauling stammt die Erkenntnis, dass eine optimale Versorgung mit lebenswichtigen Mikronährstoffen für unsere Gesundheit unverzichtbar ist. Weil in unserem Körper wichtige Enzyme, also Mittlersubstanzen, auf diese angewiesen sind. Fehlt ein Mikronährstoff kommt es mindestens zur Einschränkung, schlimmstenfalls zur Blockade von Stoffwechselvorgängen.

So begann ich damit, gezielt verschiedene Vitamine zu mir zu nehmen. Zunächst im Wesentlichen Vitamin C. Und tatsächlich konnte ich mit der täglichen Einnahme von vier Gramm Vitamin C pro Tag zum Beispiel dazu beitragen, dass sich meine wiederkehrenden schmerzhaften Zahnfleischentzündungen wesentlich besserten.

Und der Arzt Dr. Peter Heilmeyer, wie ist der mit solchen Erkenntnissen und Erfolgen, die du als Privatmensch erleben konntest, umgegangen?

Zunächst einmal hatte sich mit all meinen persönlichen Erfahrungen ein weiteres Feld möglicher medizinischer Tätigkeit eröffnet, betreffend – unter anderem – die Bedeutung von sportlicher Betätigung und Nahrungs-ergänzung, um Menschen möglichst lange gesund zu erhalten. Und es sollte gar nicht lange dauern, bis sich mir als Arzt diesbezüglich eine großartige Chance auftat: Im Jahr 1994 konnte ich die Stelle als Chefarzt an der Reha-klinik Überruh übernehmen ...

Das musst du jetzt bitte kurz erklären. Worin genau bestand für dich als Arzt die besondere Chance, an dieser Klinik zu arbeiten?

Mir ging – und geht – es darum, Menschen zu ganz-heitlich mehr Gesundheit zu verhelfen, letztendlich vor-zeitiges Altern zu verhindern beziehungsweise einen unnötig frühen Tod. Und damit war für mich eine Reha-Klinik eine sehr gute Option, dies wissenschaftlich zu erforschen. Noch besser eine Reha-Klinik, die nicht privat-wirtschaftlich geführt und damit in engstem finanziellen Rahmen agieren muss. Träger der Rehaklinik Überruh ist die Deutsche Rentenversicherung. Dies bot mir in gewissem Rahmen finanzielle wie auch personelle Möglichkeiten, Rehabilitations-Therapien wissenschaftlich zu begleiten und auszuwerten.

Wie hast du diese Möglichkeiten genutzt? Und zu welchen Ergebnissen bist du mit deinem dortigen Team gekommen?

Wir konnten beispielsweise umfangreiche Stoffwechseluntersuchungen vor und am Ende der Reha-Maßnahme durchführen. Dies bekam eine besondere Bedeutung 2003, als es darum ging, eindeutige Beweise – also belastbare Messwerte – dafür vorzulegen, dass kohlenhydratreduzierte Kost dem metabolischen Syndrom entgegenwirkt, also der fatalen Kombination aus Übergewicht, erhöhtem Blutzucker, Bluthochdruck und erhöhten Blutfettwerten.

Ja, damals, vor nun bereits 20 Jahren, wurde die kohlenhydratarme Ernährung zur Vorbeugung und Behandlung des metabolischen Syndroms in Deutschland von Dr. Nicolai Worm unter dem Markennamen LOGI vorgestellt. Das war insofern revolutionär, als dass bis dahin bei diesem Krankheitsbild von der Schulmedizin als Ernährungsform ausschließlich eine kalorien- und fettarme Kost empfohlen wurde – gänzlich ohne Berücksichtigung der Art und Menge der Kohlenhydrate in den Mahlzeiten.

Und umso mehr bin ich mit meinem damaligen Team stolz darauf, dass wir an der Klinik Überruhr bereits ganz früh einen wissenschaftlichen Nachweis bringen konnten, dass LOGI vielen Ausprägungen des metabolischen Syndroms entgegenwirken kann – und das bereits nach nur drei Wochen [siehe die Tabelle auf S. 101 sowie der nachfolgende Infokasten].

Inzwischen, um es zu wiederholen, 20 Jahre später, ist diese Erkenntnis weltweit unter Fachleuten anerkannt und wurde in unzähligen Arbeiten dokumentiert. Doch wir waren tatsächlich die erste deutsche Klinik, die bereits 2003 eine kohlenhydratreduzierte Kost eingeführt hat.

Weniger Kohlenhydrate weniger Medikamente

Der Vergleich zwischen fettarmer und kohlenhydratarmer Ernährungsweise bei Reha-Patienten mit metabolischem Syndrom ergab – bei sonst gleichen Bedingungen: Nach drei Wochen Therapie war der Blutdruck in beiden Gruppen im Normalbereich. In der LOGI-Gruppe (kohlenhydratarme Ernährung) konnten allerdings im Gegensatz zur Low-Fat-Gruppe die blutdrucksenkenden Medikamente zusätzlich um ca. 40 Prozent verringert werden (Heilmeyer et al., 2010).

Inzwischen sind wir im Jahr 2023 und die Forschung zu altersbedingten Krankheiten ist in noch ganz andere Bereiche vorgedrungen, wie wir in den vorhergehenden Kapiteln zu entzündlichen und epigenetischen Hintergründen des Alterns erfahren haben. Welche Bedeutung hat das für dich persönlich?

Unnötigerweise zu früh zu sterben, das ist es, was ich auf keinen Fall möchte. Ich liebe mein Leben in Gänze: meine Familie, meine Arbeit, meine Hobbys! Und für all meine Lieblingsmenschen und -dinge ist es ideal, möglichst lange möglichst gesund zu sein. Darum verfolge ich seit vielen Jahren nicht nur aus beruflichen, sondern auch aus ganz persönlichen Gründen neue wissenschaftliche Erkenntnisse der Altersforschung immer mit großem Interesse.

... und das nicht nur in der Theorie. Du nimmst neben klassischen Nahrungsergänzungsmitteln wie Vitaminen, Mineralstoffen und gesunden Fettsäuren inzwischen auch Substanzen ein, die nach neuesten Erkenntnissen das Epigenom stabil halten und die Nervenzellen schützen.

Das stimmt, und ich habe damit ausgesprochen gute Erfahrungen gemacht. Das sollten wir uns unbedingt gleich noch detaillierter anschauen.

Sehr gerne. Erstmal vielen Dank für diese interessanten Einblicke in deine persönliche und medizinisch-fachliche Sicht darauf, wie man das Altern ausbremsen kann, insbesondere auch auf bereits etablierte Methoden und Behandlungsansätze, an denen du mitgewirkt hast. Schauen wir nun also mit dir zusammen in die Gegenwart und Zukunft ...

Präventivmedizinisch wirksame Nahrungsergänzung

Halten wir zum Einstieg in dieses Kapitel so viel fest: Gesund zu leben bedeutet nach aktuellen wissenschaftlichen Erkenntnissen höchstwahrscheinlich ganz automatisch auch: **länger gut zu leben.**

Wie wir in diesem Buch beschreiben, steht ein gesundes, das Altern ausbremsende Leben auf drei wichtigen Säulen:

- auf der Vermeidung von silent inflammation,
- auf der Jungerhaltung des Epigenoms,
- auf der Einhaltung der Regeln der Hormesis in allen Lebensbereichen.

Unstrittig ist, dass zu einem langen gesunden Leben viele Lebensstil-Bausteine gehören. Diese haben wir in den vorangehenden Kapiteln bereits erwähnt und in ihrer Wirkungsweise beschrieben. Zu all diesen Lebensstilmaßnahmen gehört unserer Überzeugung nach jedoch auch eine angemessene zusätzliche Versorgung mit wirksamen Substanzen in Form von Nahrungsmittelergänzung, fachsprachlich Supplementierung genannt.

Wir stellen im Folgenden beispielhaft die von Dr. Heilmeyer eingenommene Supplementierung vor und erklären, auf welche Weise diese Substanzen altersausbremsend wirken können. Seine Motivation, zahlreiche Nahrungsergänzungsmittel (abgekürzt NEM) regelmäßig zu sich zu nehmen, erklärt er mit einem Blick in die Vergangenheit: »Durch wissenschaftliche Veröffentlichungen der letzten Jahrzehnte lernte ich über den präventiven Nutzen verschiedener Supplemente, habe diese schon früh für mich und meine Patienten eingesetzt – und vielfach positive Wirkungen beobachtet. Diese bezogen sich nicht nur auf das Allgemeinbefinden, das Schwinden von Symptomen, sondern auch auf eine Verbesserung von Laborwerten, die die positive Wirkung auf den Stoffwechsel objektiv dokumentieren.«

Dem Altern mit Nahrungsergänzungsmitteln entgegenwirken – ein Beispiel

Seit den ersten Forschungen mit Anti-Aging-NEM sind viele Jahre, ja Jahrzehnte vergangen. Manche der Substanzen verschwanden später wieder von der Liste, vor allem aber kamen neue, vielversprechende hinzu, beispielsweise NMN (Nicotinamid-Mononukleotid) oder auch das Spurenelement Magnesium in Form von Magnesium-L-Threonat und auch Lithium. – Gerade diese neuen Nahrungsergänzungsmittel versprechen eine starke Wirkung gegen das Altern.

Peter Heilmeyer war hier immer offen, neue Wege im Selbstversuch zu beschreiten. Hier folgt die Dokumentation seiner persönlichen Supplementierung mit handelsüblichen Nahrungsergänzungsmitteln.

Persönliche Supplementierung von Dr. Peter Heilmeyer, um das Altern auszubremsen

Supplement/NEM	Dosierung
NMN (Nicotinamid-Mononukleotid)	1 g/Tag (Männer), 0,5 g/Tag (Frauen) bzw. 250 mg/Tag liposomales NMN
Vitamin-B-Komplex	B_1, B_3, B_6: mind. 20 mg/Tag B_{12}: mind. 1 µg/Tag Folsäure: 1 mg/Tag
Vitamin C	6 g/Tag
Vitamin D_3	5000 IE/Tag
Vitamin E	200 IE/Tag gemischte Tocopherole
Magnesium (Mg)	ca. 300 mg/Tag als Mg-Orotat oder -Malat + 2000 mg/Tag Magnesium-L-Threonat (beides am besten über den Tag verteilt)
Zink	25 mg/Tag
Selen	100 µg/Tag
Coenzym Q_{10}	200 mg/Tag
Lithium	2–5 mg/Tag als Lithium-Orotat (125 mg Lithium-Orotat entsprechen 5 mg Lithium)
Taurin	2 g/Tag
Omega-3-Fettsäuren	3 g/Tag
Alpha-Liponsäure (auch: α-Liponsäure)	600 mg/Tag (D-Form)

Anmerkungen

NAD-Verstärker, schützt Gene und Epigenom, wirkt antioxidativ, erhöht das Energielevel in den Zellen, wirkt blutzuckersenkend **NMN ist in Deutschland (im Sommer 2023 immer noch) nicht als NEM zugelassen, es kann nur als »Chemikalie« erworben werden.**

minimiert chronische Infektionen/silient inflammation, unterstützt den optimalen Energiestoffwechsel in der Zelle, verbessert die DNA-Reparatur und Gen-Stabilisierung

zur Stärkung des Immunsystems allgemein

zur Stärkung des Immunsystems allgemein, um chronische Infektionen/silient inflammation zu minimieren

wirkt antioxidativ – Vitamin C und E ergänzen sich in ihrer Wirkung!

Mg-Orotat bzw. -Malat zur Verbesserung der muskulären Leistung Magnesium-L-Threonat zur Stärkung der mentalen Leistung und zur mentalen Entspannung (Hilfe zum Einschlafen)

zur Stimulierung der Immunabwehr, um chronische Infektionen/ silient inflammation zu minimieren

zur Stimulierung der Immunabwehr, um chronische Infektionen/ silient inflammation zu minimieren

zur Unterstützung des optimalen Energiestoffwechsels in der Zelle, um chronische Infektionen/silient inflammation zu minimieren

zur Stärkung der psychischen Gesundheit
Schutz der Nervenzellen

schützt u. a. Gene und Epigneom, steigert den Energiestoffwechsel in den Zellen, beugt Stammzellerschöpfung vor, wirkt antioxidativ und antientzündlich

als zusätzlicher Ausgleich zu unserer tendenziell zu hohen Zufuhr an Omega-6-Fettsäuren

wirkungsvolles Antioxidans, daher zellschützend, kann anderer Antioxidantien wie Vitamin C und E sowie Coenzym Q10 regenerieren

Steckbriefe zu den erwähnten Substanzen

NMN

Nicotinamid-Mononukleotid, griffig abgekürzt als NMN, ist ein sogenannter NAD-Verstärker. Denn es ist unmittelbare Vorläufersubstanz
des für jede unserer Zellen unverzichtbaren Coenzyms NAD, das wir auf
S. 76/77, auch mit einer Grafik, kurz beschrieben haben. Man kann zwar
NAD auch direkt zu sich nehmen (u. a. über die Nahrung, aber auch als
Ergänzungsmittel), allerdings wird es bei der Verstoffwechslung vielfältig ab-, um- und wieder aufgebaut, was wenig effizient ist. Daher
eignet sich NMN als Nahrungsergänzung wahrscheinlich besser.

Doch nochmals zurück zu den wichtigen Funktionen von NMN: Einfach gesagt führt mehr NMN unmittelbar zu einem höheren NAD-Level.
Dies hat folgende wichtige altersausbremsende Auswirkungen:

- DNA-Reparaturprozesse laufen (wieder) optimal, auch
  die Reparatur der in den Zellkraftwerken (Mitochondrien)
  befindlichen DNA. Dem liegt die Aktivierung der Sirtuine
  zugrunde (eine Beschreibung dieser multifunktionalen Enzyme
  finden Sie auf S. 72/73). Somit werden Zellen (wieder) fähig, alle
  notwendigen Substrate in ausreichender Menge zu bilden.
- Dies bietet allen unseren Körperzellen – auch den Nervenzellen – einen optimalen Schutz vor schädigenden oxidierenden
  Substanzen, verringert also Zellstress.
- Die Insulinempfindlichkeit der Zellen steigt. So gelangt mehr
  Zucker aus dem Blut in die Zellen. Damit hat NMN eine blut-
  zuckersenkende Wirkung.

- Man kann davon ausgehen, dass die Einnahme von NMN stammzellsparend wirkt, weil Zellen länger gesund überleben und nicht durch Stammzellen ersetzt werden müssen.
- Mehr NAD erhöht grundsätzlich das Energielevel in den Zellen, was dazu beiträgt, das Epigenom zu stabilisieren, also die notwendigen(!) Gen-Abschaltungen in den verschiedenen Geweben zu gewährleisten.

Neue Arbeiten zu NMN weisen zudem darauf hin, dass der Stoff

- wirksam ist bei subklinischem Diabetes/Prädiabetes,
- dazu beiträgt, die Herz-Kreislauf-Leistung und die Muskelkraft zu stärken (siehe dazu auch die Ausführungen im nächsten Unterkapitel »Wie wirksam können altersausbremsende Maßnahmen sein?«, ab S. 138).

Vitamin B-Komplex

Der sogenannte B-Vitamin-Komplex enthält acht Vitamine, die zwar ganz unterschiedlichen Stoffklassen angehören, aber alle wichtige Funktionen in unserem Stoffwechsel wahrnehmen, die teilweise auch miteinander zusammenhängen. Das ist der Grund dafür, dass die B-Vitamine als NEM vielfach zusammen als sogenannter Vitamin-B-Komplex angeboten werden. Im Einzelnen handelt es sich bei den B-Vitaminen um Thiamin (Vit. B1), Riboflavin (Vit. B2), Niacin (Vit. B3), Pantothensäure (Vit. B5), Pyridoxin und verwandte Substanzen (Vit. B6), Biotin (Vit. B7), Folsäure (Vit. B9), Cobalamin (Vit. B12).

B-Vitamine haben Einfluss auf den Energiestoffwechsel in den Zellen, auf die Methylierung von DNA (epigenetische Markierung) und die

DNA-Reparatur. Auch für die ordnungsgemäße Funktion des Immunsystems sind sie wichtig, sie haben eine anti-entzündliche Wirkung, was dazu beiträgt, Herz-Kreislauf-Erkrankungen vorzubeugen. B-Vitamine wirken darüber hinaus neuroprotektiv, also schützend auf Nervenzellen, insbesondere auch im Gehirn. Eine gute Versorgung mit Vitamin B6 hat erwiesenermaßen einen schützenden Effekt gegen Osteoporose.

Da die B-Vitamine allesamt wasserlöslich sind, kann es nicht zu einer Überdosierung kommen. Übermäßig aufgenommene Mengen werden ausgeschieden.

Vitamin C

Auch wenn das Vitamin keine unmittelbare altersausbremsende Wirkung besitzt, kann es dennoch vielfältig dabei unterstützen, dass Organe jung bleiben. Vitamin C erhöht die Lebensdauer von Immunzellen und verringert infektions-/entzündungsbedingte Zellschäden, indem es freie Radikale abfängt, fachsprachlich gesagt: oxidativen Stress eindämmt. So kann Vitamin C u. a. helfen, altersbedingtem Katarakt/ Grauem Star vorzubeugen. Viele Studien belegen außerdem den gefäß- und damit auch herzschützenden Effekt von Vitamin C.

Die DGE (Deutsche Gesellschaft für Ernährung) empfiehlt eine tägliche Zufuhr von um die 100 mg pro Tag, für Raucher etwa die Hälfte mehr.

> Dauerhaft höhere Dosen an Vitamin C sind ganz sicher nicht schädlich (eine Unterfunktion der Niere muss allerdings ausgeschlossen sein). Als wasserlösliches Vitamin wird das, was vom Körper gerade nicht gebraucht wird, über den Harn ausgeschieden.

Vitamin D3

Den meisten vor allem als knochenstärkend bekannt, wirkt Vitamin D3 positiv auf das Immunsystem, indem es entsprechende Gene im Zellkern aktiviert. Es kann vom Körper selbst hergestellt werden, insofern bezeichnet man es besser als Hormon, also als körpereigene stoffwechselwirksame Substanz. Allerdings wird zur Produktion von Vitamin D3 unbedingt Tageslicht benötigt, genau genommen UV-B-Strahlung.

Viele Menschen leiden heutzutage unter einem Vitamin-D3-Mangel, einfach nur deshalb, weil sie sich zu wenig draußen aufhalten. Dazu kommt, dass der Körper in den Wintermonaten auf gespeichertes Vitamin D zurückgreifen muss, und wenn die Speicher über die hellen Sommermonate hinweg nicht ausreichend gefüllt wurden, kann es ebenfalls zu einem Mangelzustand kommen. Um wieder rasch auf normale Vitamin-D3-Werte (messbar im Blut) zu kommen, macht es Sinn, für eine gewisse Zeit dieses Vitamin als NEM einzunehmen. Normale D3-Blutserumspiegel liegen zwischen 50 und 100 ng/ml.

Vitamin E

Fachsprachlich wird dieses Vitamin auch Tocopherol genannt. Das wiederum ist der Sammelbegriff für acht in der Natur vorkommende Verbindungen, die in der Zusammensetzung gleich, allerdings in der Raumstruktur und auch in ihren spezifischen Wirkungen etwas unterschiedlich sind. Insofern macht es Sinn, Vitamin E in Form von gemischten Tocopherolen als NEM einzunehmen:

Vitamin E ist Bestandteil all unserer Zellwände und schützt dort empfindliche Verbindungen, z. B. mehrfach ungesättigte Fettsäuren, vor der Zerstörung durch freie Radikale. Dabei wird Vitamin E selbst oxidiert. Durch Ascorbinsäure (Vitamin C) kann Vitamin E allerdings wieder regeneriert werden. Darüber hinaus ist Vitamin E unentbehrlich für die normale Funktion der männlichen Keimdrüsen, für einen normalen Schwangerschaftsverlauf sowie für die Funktionstüchtigkeit von Nervensystem und Muskulatur.

> Vitamin C und E ergänzen sich in ihrer Wirkung – oxidiertes Vitamin E kann durch Vitamin C wieder regeneriert werden. Forschungsarbeiten belegen unter anderem einen Schutz dieser Vitaminkombination gegen Sonnenstrahlung sowie einen gefäßschützenden Effekt.

Magnesium

Schon seit langem ist Magnesium als Wirkstoff gegen Krämpfe bekannt. In dieser Form wird es idealerweise als Magnesium-Orotat oder Magnesium-Malat eingenommen. Dass das Mineral darüber hinaus auch Herz-Kreislauf-Erkrankungen sowie Nervosität und Depressionen entgegenwirken kann, ist bisher eher Fachwissen:

Neuere Studien zeigen, dass Magnesium in Kombination mit Threonat/ Threonsäure – einem Abbauprodukt von Vitamin C – als sogenanntes Magnesium-L-Threonat die Blut-Hirn-Schranke überwindet und so im zentralen Nervensystem wirksam werden kann. Hier entwickelt es eine entspannende und schlaffördernde Wirkung. Insofern stellt Magnesium-Threonat eine gute Alternative zur Einnahme des hierzulande immer noch verschreibungspflichtigen Hormons Melatonin dar.

Und noch mehr: Ebenso wie Alpha-Liponsäure (s. u.) kann auch Magnesium-L-Threonat nicht nur schützende, sondern sogar heilende Wirkung auf die Nervenzellen im Gehirn und deren Austausch untereinander ausüben. Es konnte nach Gaben von Magnesium-L-Threonat eine vielfältige Verbesserung der Hirn-Leistungsfähigkeit belegt werden (Wang et al., 2013).

Zink

Das Spurenelement Zink ist für Menschen essenziell, es kann in unserem Körper nicht hergestellt werden. Zink ist u. a. Bestandteil einer Vielzahl von Enzymen, die für die Umsetzung von Kohlenhydraten, Eiweißen und Fetten aus der Nahrung in Zellenergie zuständig sind. Es wird benötigt für Vorgänge bei der Zellteilung und wirkt daher positiv auf alle schnell wachsenden Gewebe wie Haut, Nägeln und Haare. Zink ist darüber hinaus unverzichtbar für eine funktionierende Immunabwehr, insbesondere auch dafür, überschießende entzündliche Reaktionen (Autoimmunreaktionen) zu dämpfen.

Eine ausreichende Versorgung mit Zink über die Nahrung ist möglich, aber nicht unbedingt gesichert, insbesondere nicht bei Mangel- und Fehlernährung.

Selen

Auch dieses Spurenelement ist für uns essenziell, muss also regelmäßig über die Nahrung und gegebenenfalls zusätzliche NEM aufgenommen werden. In unserem Körper ist Selen Bestandteil mehrerer wichtiger Enzyme, unter anderem der zellentgiftend wirkenden Glutathionperoxidase. Diese ist das bedeutendste Enzym im antioxidativen System. Ohne Selen bleibt die Glutathionperoxidase allerdings wirkungslos, und die Zellen können durch aggressive Sauerstoffverbindungen geschädigt werden. Stillen Entzündungen wird so der Weg bereitet.

Selen ist wichtig für eine normale Funktion der Schilddrüse. Die dort produzierten Hormone wirken regulierend auf den Energiestoffwechsel, das Zellwachstum und die Knochengesundheit Zudem wird das Spurenelement an vielen Stellen im Immunsystem benötigt, sowohl bei der angeborenen als auch bei der erworbenen Immunabwehr.

Die Selen-Substitution ist einfach, rezeptfrei, preiswert und ungefährlich, solange der Selenspiegel regelmäßig kontrolliert wird. Idealerweise nimmt man Selen-NEM nur ein, wenn die Spiegel unter 100 µg/l Selen im Blutserum liegen. Spiegel darüber weisen darauf hin, dass die Glutathionperoxidase mit dem Spurenelement gesättigt ist.

Ubichinon-10

Die auch als Q-10 und vielfach – wegen seiner Funktion als notwendige Substanz für Enzyme – als Coenzym Q10 bezeichnete Substanz kann im Körper selbst hergestellt werden. Wir nehmen Q-10 außerdem über die tägliche Nahrung auf. Mit zunehmendem Alter sinkt die Eigenproduktion, was eine höhere Zufuhr von außen nahelegt.

Als NEM angeboten wird Q-10 entweder in Form von Ubichinon oder als Ubichinol. Letzteres ist die Form der Substanz, die ohne weitere Umwandlung sofort antioxidativ wirkt. Ubichinol kann darüber hinaus auch besser in den Körper aufgenommen werden.

Die zellschützenden Wirkungen von Q-10 sind ausgesprochen vielfältig:

- Es ist ein potentes Antioxidans, neutralisiert zellschädigende Substanzen und wirkt damit akut anti-entzündlich, aber auch gegen chronische Infektionen/silent inflammation.

- Es entfaltet seine antioxidativen Wirkungen auch in Nervenzellen im Gehirn und kann damit dazu beitragen, neurodegenerativen Krankheiten, z. B. Parkinson, vorzubeugen (Cleren et al., 2008).

- Es vermag Vitamin E, das selbst antioxidativ wirkt, zu regenerieren.

- Es wird in hohen Mengen in den Zellkraftwerken (Mitochondrien) benötigt, wenn eine optimale Energieproduktion sichergestellt sein soll.

Lithium

Das Element Lithium ist in der Medizin hauptsächlich aus der Behandlung von Depressionen und bipolaren Störungen bekannt und wird in der Psychiatrie seit Mitte des letzten Jahrhunderts erfolgreich angewendet. Da der biochemische Wirkmechanismus im menschlichen Körper noch nicht restlos geklärt ist, wird Lithium als »potenziell« essenzielles Spurenelement eingestuft.

Aus Sicht der Altersforschung kann man Lithium als eine Substanz bezeichnen, die die psychische Gesundheit stärkt. Studien in verschiedenen Regionen der Welt mit von Natur aus höheren Lithiumkonzentrationen im Trinkwasser belegten eine dort niedrigere Selbstmordrate, teils auch eine niedrigere insgesamte Sterblichkeitsrate im Vergleich zu Regionen mit geringem Lithiumgehalt im Trinkwasser. Eine mögliche Erklärung dafür könnte sein, dass Lithium die Kontrolle von Aggressionsreaktionen im Gehirn verbessert. Auch Ergebnisse aus der Demenzforschung liefern Hinweise, dass dauerhaft eingenommene niedrige Lithiummengen der Schädigung und Zerstörung von Nervenzellen entgegenwirken könnten. Ein Teil der in der Tabelle auf S. 124 angegebenen Lithium-Tagesdosis kann auch gut über Mineralwasser aufgenommen werden. Listen lithiumhaltiger Wässer sind im Internet zu finden.

Omega-3-Fettsäuren

Sie gehören zu den sogenannten mehrfach ungesättigten Fettsäuren und sind Vorstufen für wichtige Botenstoffe in unserem Körper, sie wirken überwiegend entzündungshemmend. Allerdings gibt es in der Familie der mehrfach ungesättigten Fettsäuren auch die eher entzündungsfördernden sogenannten Omega-6-Fettsäuren. Mit unserer durchschnittlichen mitteleuropäischen Ernährung (reichlich Fleisch, Fertigprodukte, Fastfood) nehmen wir inzwischen nachweislich viel zu viele Omega-6 Fettsäuren auf. Um dies wieder auszugleichen, ist es empfehlenswert, bei den Zubereitungsfetten in der eigenen Küche solche mit wenig Omega-6-Fettsäuren bzw. mit reichlich Omega-3-Fettsäuren zu bevorzugen: Ideal sind Olivenöl, Rapsöl, Leinöl. Da dies das Ungleichgewicht jedoch nicht komplett ausgleichen wird, kann eine tägliche Nahrungsergänzung mit Omega-3-Kapseln sinnvoll sein.

Alpha-Liponsäure

Diese Substanz ist eine in unserer Nahrung natürlicherweise vorkommende schwefelhaltige Fettsäure. Sie kann aber auch in unserem Körper selbst neu gebildet werden. Die Fettsäure ist ein sehr wirkungsvolles Antioxidans, um aggressive Sauerstoffradikale zu neutralisieren und damit Zellschädigungen, vor allem auch an den Zellkraftwerken (den Mitochondrien) abzuwenden. Alpha-Liponsäure kann »verbrauchte« antioxidierende Substanzen im Körper wie die Vitamine C und E, daneben auch Ubichinon-10 (Coenzym Q10, s. o.) und Glutathion, eine stark antioxidativ wirkende körpereigene Eiweißverbindung, regenerieren.

Daher kann eine Nahrungsergänzung mit Alpha-Liponsäure in besonderen Situationen sehr sinnvoll sein: Erfolgreich wird die Substanz seit Langem schulmedizinisch bei der Behandlung von diabetischen Nervenschmerzen (diabetischer Neuropathie) eingesetzt. Auch eine durch Diabetes bedingte Entgleisung des Stoffwechsels kann sich unter der Gabe von Alpha-Liponsäure messbar verbessern. Hier geht es u. a. um die Verbesserung der Insulinempfindlichkeit der Zellen, was wiederum den Blutzuckerspiegel senkt. Nachgewiesen sind außerdem positive Wirkungen von Alpha-Liponsäure auf die Blutfettwerte und Erfolge bei der Ausleitung von toxischen, zellschädigenden Metallen aus dem Körper.

Eine Besonderheit der Alpha-Liponsäure ist, dass diese die Blut-Hirn-Schranke überwinden kann, was ihr eine besondere Rolle bei der Abwehr von schädigenden Substanzen auch in den Nervengeweben von Rückenmark und Gehirn zukommen lässt. Die gute Wirksamkeit der Fettsäure liegt unter anderem an ihrer besonderen Eigenschaft, sowohl wasser- als auch fettlöslich zu sein.

Taurin
Obwohl diese Aminosäure von unserem Körper selbst hergestellt werden kann, zeigt die aktuelle Forschung an Primaten, dass tägliche hochdosierte Mengen an Taurin zu einem längeren gesunden Leben beitragen können (Singh et al., 2023): DNA-Schäden verringerten sich, die Zellkraftwerke arbeiten besser, Entzündungen wurden gedämpft, Zellen alterten insgesamt langsamer.

Zum aktuellen Zeitpunkt raten Altersmediziner von einer Hochdosierung noch ab, gegen unterstützende tägliche Gaben von Taurin in mäßiger Menge (siehe die Tabelle auf S. 124/125) bestehen jedoch keine Bedenken.

Nahrungsergänzung, ja – aber mit fachlichem Rat!

Auf der einen Seite sind Nahrungsergänzungsmittel (NEM) in Deutschland im Gegensatz zu Medikamenten frei verfügbar, es braucht keine Verordnung durch den Arzt. Auf der anderen Seite bestehen damit natürlich auch Risiken:

- Finanzielle Risiken: Es gibt keine festgelegten Preise. Angebot und Nachfrage bestimmen den Preis für NEM – im Gegensatz zu Arzneimitteln, die Kassenpatienten gegen einen nur geringen Eigenbetrag auf Rezept bekommen, selbst wenn es sich um sehr teure Medikamente handelt.
- Das Risiko der Wirksamkeit. Es gibt keine Standards für die Reinheit der Substanzen. Seriöse Anbieter stellen allerdings eine Analyse bereit, die man einsehen kann, um zu prüfen, wie viel Wirkstoff man mit einer Packung NEM wirklich kauft.
- Das Risiko der Dosierung: Es gibt keinen Beipackzettel, mit einer »sicheren« Dosierung, lediglich Einnahmeempfehlungen. Und es wird auch nicht auf mögliche Wechselwirkungen mit anderen eingenommenen Medikamenten hingewiesen. Daher sollte vor der Einnahme von NEM unbedingt Rücksprache mit behandelnden Ärzten und Therapeuten gehalten werden.

Vor der Einnahme von NEM – Welche Werte sollten bestimmt werden?

Selbstverständlich macht es nur dann Sinn, Nahrungsergänzungsmittel zu sich zu nehmen, wenn diese in unzureichender Menge im Körper vorhanden sind.

Insbesondere bezüglich verschiedener Vitamine, Mineralstoffe und auch der Omega-3-Fettsäuren gibt es gute Möglichkeiten, den Versorgungsstatus zu bestimmen. Folgende Werte können in jedem Fall einfach und auch für Selbstzahler vergleichsweise preiswert ermittelt werden:

- B-Vitamine – insbesondere Vitamin B12 (am besten über die Aminosäure Homocystein im Blut, der Wert sollte unter 10 µmol/l liegen)

- Vitamin D (den Status sowohl im Sommer als auch im Winter bestimmen, für eine individuelle Vergleichsbasis – der Vitamin-D-Bedarf schwankt von Mensch zu Mensch stark)

- Magnesium, Zink, Selen

- der Omega-3-Index

Und auch während der Einnahme von NEM ist es ratsam, entsprechende Werte immer mal wieder zu kontrollieren. Denn selbst wenn bei den meisten Substanzen eine Überdosierung nicht schädlich ist, macht es doch wenig Sinn, Geld auszugeben für eine unnötige Supplementierung.

All diese Tests können beim Hausarzt oder Internisten durchgeführt werden, viele auch in Apotheken oder zuhause mittels Test-Kits von Online-Anbietern. Wichtig zu wissen ist, dass diese in jedem Fall selbst bezahlt werden müssen, sofern nicht ein Arzt die medizinische Notwendigkeit bescheinigt hat.

Wie wirksam können altersausbremsende Maßnahmen sein?

Die »Entdeckung« der epigenetischen Uhr (siehe S. 70 ff.) durch Steve Horvath ermöglicht uns heute, unser individuelles biologisches Alter mittels einfacher Selbsttests zu bestimmen:

Inzwischen gibt es auf dem deutschen Markt zwei Anbieter, die mittels DNA-Analyse des Speichels eine Bestimmung des biologischen Alters ermöglichen (Bezugsmöglichkeiten finden Sie im Anhang). Diese Tests sind zwar relativ teuer, nach Dr. Heilmeyers Erfahrungen jedoch ziemlich genau. Hier im Anschluss der Bericht über seine Testungen.

Danach wird es noch um die erstaunlich schnell einsetzende positive Wirkung von NMN gehen, ebenfalls durch einen Selbstversuch dokumentiert.

Zweimalige Bestimmung des biologischen Alters

Peter Heilmeyer: »Im Abstand von vier Wochen ließ ich zwei Mal mittels eines epigenetischen Tests (Speicheltest) mein biologisches Alter bestimmen. Der erste Test ergab ein Alter von 57 Jahren, der zweite eines von 60 Jahren. Mein kalendarisches Alter war in dieser Zeitspanne 69 Jahre. Geht man davon aus, dass die Tests – wie es die Anbieter sagen – eine Ungenauigkeit von höchstens drei Jahren nach oben und unten haben, war ich also bei der ersten Speichelanalyse im Idealfall nur 55 bzw. im schlechtesten Fall 60 Jahre, beim zweiten Test höchstens 63 Jahre alt.«

Die grundsätzliche Aussage, die man daraus ablesen kann: Das biologische Alter liegt mindestens sechs Jahre unter dem kalendarischen. Dieses Junggebliebensein ist vor dem Hintergrund der Lebensweise und der teilweise jahrzehntelangen Einnahme von Nahrungsergänzungsmitteln (siehe die Tabelle der Supplementierung, S. 124/125) nicht unbedingt verwunderlich und zeigt deutlich:

Das biologische Altern ist über den Lebensstil INKLUSIVE Anti-Aging-NEM definitiv modulierbar. Heilmeyer: »Wenn es darum geht, das Altern an sich zu behandeln, schließt das die Ergänzung von wichtigen Mikronährstoffen mit ein.«

NMN stärkt Herz und Muskeln

Peter Heilmeyer: »Ich habe meine Ausdauerleistung in zwei ergo-metrischen Tests dokumentieren lassen. In der dazwischenliegenden Zeit habe ich mit der Einnahme von NMN begonnen. Gemessen wurden bei den beiden Tests unter anderem die Herzfrequenz und die Laktat-werte – die rechte bzw. die linke senkrechte Achse in der Abbildung – bei ansteigender Belastung – aufgetragen auf der waagerechten Achse, »Watt«. Die Tests zeigen anhand niedriger Laktatwerte, einer niedrigeren Pulsfrequenz unter Belastung und der rascheren Rückkehr zum Ruhepuls eine Leistungssteigerung von etwa 25 Prozent innerhalb von knapp vier Wochen.«

Dazu ist anzumerken, dass Peter Heilmeyer zwischen den Tests nicht explizit trainiert hat, daher ist diese Steigerung der Herzleistung aus-schließlich auf seine Einnahme von NMN (1 g pro Tag) zurückzuführen, mit der er nur ca. 10 Tage vor dem zweiten Test begann.

Die Grenze für die Laktatbelastung, bis zu der noch Ausdauerleistung erbracht werden kann, liegt bei ungefähr 4 mmol/l. Diese wurde im ersten Test bei einer Belastung von 175 Watt überschritten. Im zweiten Test kam es noch nicht einmal bei einer Belastung von 200 Watt zu einer Überschreitung dieses Laktat-Grenzwerts.

Diese überzeugenden Ergebnisse motivierten Dr. Heilmeyer, NMN weiterhin täglich einzunehmen.

Eine Studie multinationaler Fachleute, erstmals veröffentlicht im Dezember 2022, konnte all diese individuellen Beobachtungen inzwischen umfassend und wissenschaftlich abgesichert bestätigen (Yi et al., 2023).

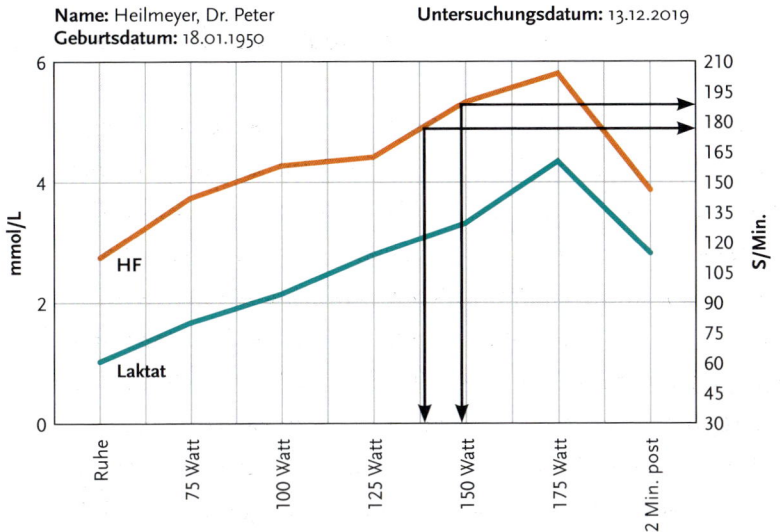

Name: Heilmeyer, Dr. Peter
Geburtsdatum: 18.01.1950
Untersuchungsdatum: 13.12.2019

Zielgrößen Ergometertraining
Intensität: 135–145 Watt
Pulsrate: 175–185 S/Min.

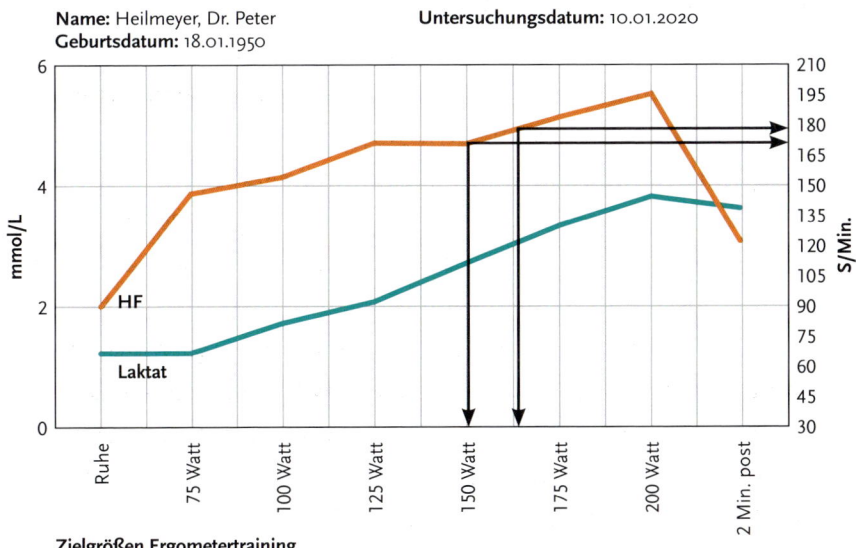

Name: Heilmeyer, Dr. Peter
Geburtsdatum: 18.01.1950
Untersuchungsdatum: 10.01.2020

Zielgrößen Ergometertraining
Intensität: 150–165 Watt
Pulsrate: 170–180 S/Min.

Etablierte Anti-Aging-Mittel und Ausblick

Etablierte Anti-Aging-Mittel und Ausblick

Je niedriger das biologische Alter, desto geringer das Risiko für altersbedingte Erkrankungen. Auf unser Geburtsdatum bezogen kann man es auch so sagen: Sind wir epigenetisch, also biologisch, jünger als der Kalender sagt, ist die Wahrscheinlichkeit hoch, dass wir vergleichsweise lang und gesund leben.

Unser biologisches Alter wird sowohl durch unsere Gene als auch durch äußere Faktoren (Krankheiten, Unfälle, Umwelteinflüsse, Lebensstil) bestimmt. Letztere haben gen-abschaltende bzw. gen-anschaltende Effekte, wirken also auf vielerlei Weise epigenetisch. Das Altern des Menschen ist demnach kein einzelner Prozessweg, daher gibt es auch nicht den einen, einzigen Schlüssel, der zu längerer Jugend verhilft bzw. vorzeitiges Altern verhindert. Vielmehr ist ein ganzes Schlüsselbund nötig, um die Prozesse des Alterns zu verlangsamen oder gar zu stoppen. Wesentliche Schlüssel haben wir in diesem Buch vorgestellt.

Heutiger Stand der Anti-Aging-Medizin

Forschungen der letzten Jahrzehnte und insbesondere der letzten Jahre bringen Fachleute verschiedenster medizinischer Disziplinen mehr und mehr zu der Überzeugung, dass Altern nur als »Nebeneffekt des Lebens an sich« anzusehen ist. Dies leitet sich daraus ab, dass wir Menschen keine Gene entwickelt haben, die Schäden und Tod verursachen.

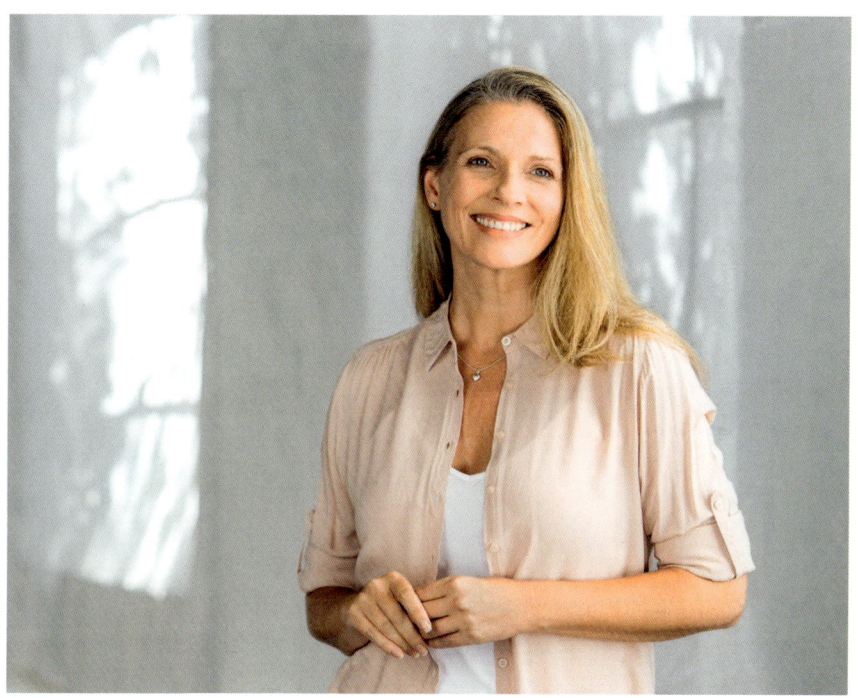

Es gibt in unserem Genom, in unserer DNA, keinen planmäßigen Prozess des Alterns bzw. Sterbens. Genetisch ist nur das möglichst lange Überleben vorgesehen. Dass dennoch Zellen zu früh sterben oder auch entarten (wie bei Krebs), liegt daran, dass überlebenswichtige Stoffwechselwege behindert oder gar blockiert sind. Die Tatsache, dass es eine Vielzahl von Umsetzungswegen und -schritten in unserem Körper gibt, an denen wiederum unzählige Moleküle, Enzyme, Coenzyme und Substrate beteiligt sind, könnte erklären, warum das Altern so individuell unterschiedlich abläuft. Dies bietet aber auf der anderen Seite auch verschiedenste Ansatzpunkte für jeden Einzelnen, das eigene Altern stark auszubremsen.

Heilmeyer: »Aus Sicht der modernen Altersmedizin stellt die Multimorbidität – das gleichzeitige Vorliegen vieler verschiedener Krankheiten – prinzipiell keinen schicksalhaften Alterungsprozess dar. In vielen Fällen kann man mit frühzeitigen Therapien Abhilfe schaffen, Medikamente reduzieren bzw. absetzen oder zumindest die Einschränkungen der Lebensqualität deutlich reduzieren. Hierzu gehören inzwischen auch all die in diesem Buch vorgestellten möglichen Maßnahmen, um das Altern auf zellulärer und epigenetischer Ebene zu verhindern bzw. zumindest zu verlangsamen.«

Möglichkeiten, das Altern aufzuhalten

Auf unsere Ausstattung mit Genen haben wir als Individuum keinen Einfluss, denn diese sind ausgesprochen stabil.

Ganz persönlich einwirken können wir allerdings auf unser Epigenom, auf die Mechanismen, die bestimmte Gene aus- oder anschalten. Dies zeigen uns zahlreiche Forschungsarbeiten der letzten Jahrzehnte. Denn die Aktivität von bestimmten Genen ist auf mannigfaltige Weise zu beeinflussen:

- über alle einzelnen Elemente des Lebensstils, wie es im Kapitel »Hormesis« beschrieben ist (ab S. 82),
- über verschiedene Nahrungsergänzungsmittel, wie sie im vorangehenden Kapitel beschrieben wurden
- und über bestimmte Medikamente.

Um das Altern zu therapieren, gilt es vor allem, systemische Erkrankungen und solche Erkrankungen, die sich universell im Körper manifestieren, zu verhindern oder mindestens zu lindern. Dazu gehören z. B. Diabetes bzw. Prädiabetes (beginnende Insulinresistenz der Zellen), Bluthochdruck, Fettstoffwechselstörungen, die silent inflammation mit Auswirkungen wie Arteriosklerose oder Autoimmunerkrankungen.

Epigenetisch wirksame natürliche Nahrungsinhaltsstoffe und Nahrungsergänzungsmittel (NEM)

Ausführliche Beschreibungen zu den unterschiedlichen NEM, die dazu beitragen können, das Altern zu verlangsamen, finden Sie im vorangehenden Kapitel. Hier soll kurz auf diejenigen Substanzen eingegangen werden, die dem Altern speziell auf epigenetischem Weg entgegenwirken.

Schwache Zellkraftwerke (Mitochondrien) bedeuten verringerte Zellenergie, u. a. mit Auswirkungen auf das Epigenom, und sind ein Ansatzpunkt für NAD und NAD-Verstärker:

NAD wird für alle Vorgänge in den Energiekraftwerken unserer Zellen benötigt. In Form von NADH bzw. NAD+ ist es ein preiswertes Nahrungsergänzungsmittel. Allerdings wird es im Darm abgebaut und muss dann in den Zielzellen wieder neu zusammengesetzt werden. Unser Körper kann NAD auch selbst bilden, entweder aus Nicotinsäure (= Niacin, ein B-Vitamin) oder aus der Aminosäure Tryptophan. Dazu müssen diese beiden Substanzen über die Nahrung bzw. über NEM zugeführt werden.

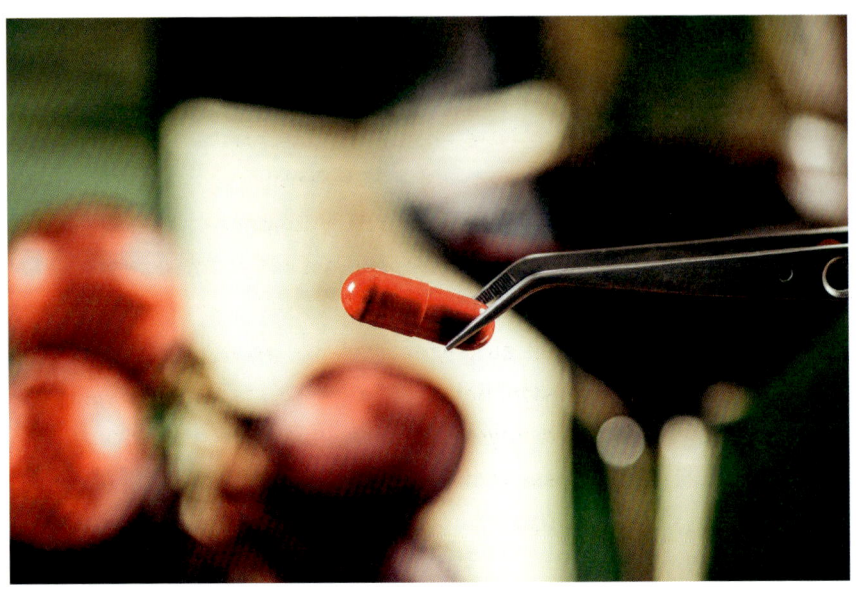

NAD-Verstärker – Substanzen, welche die Bildung von NAD im Körper fördern:

- Resveratrol (aus natürlichen Lebensmitteln, siehe S. 87, sowie als günstiges Nahrungsergänzungsmittel)
- NR (Nicotinamid-Ribosid) – eine Vorstufe von NAD(H), über NMN (s. u.), unterstützt den Energiestoffwechsel, aktiviert Sirt-Gene (günstiges Nahrungsergänzungsmittel)
- NMN (Nicotinamid-Mononucleotid) – Vorstufe von NAD(H), unterstützt den Energiestoffwechsel, aktiviert die Sirt-Gene, verbessert die Fähigkeit zur Genreparatur (hat bisher in Deutschland keine Zulassung als Nahrungsergänzungsmittel, kann daher nur als – teure – »Chemikalie« gekauft werden)

| Alle diese Substanzen sind potenzielle Aktivatoren der Sirt-Gene!

Fasten für die Langlebigkeit

Durch Forschungen an Tieren konnte nachgewiesen werden, dass Fasten bewahrend auf Stammzellen in Darm und Muskeln wirkt (über die Hemmung von mTOR, s.u. »Rapamycin«). Die zeitweise Einschränkung der Nahrungsenergie wirkt regenerierend auf die Zellen, fördert außerdem die Aktivität der Zellkraftwerke (Mitochondrien) und verhilft zu einem raschen Abbau von nicht mehr funktionstüchtigen Zellen. Bei Mäusen konnte man eine gesteigerte Sirt1-Aktivität während einer Hungerszeit nachweisen. Und auch für Menschen ist dies wissenschaftlich belegt (siehe die Ausführungen auf S. 103 f. »Langlebigkeit durch Kalorienbeschränkung«).

Der sekundäre Pflanzenstoff Resveratrol hat einen Effekt, der dem einer kalorienreduzierten Diät ähnelt, kann damit aktivierend auf Sirt-Gene wirken (Sirtuin-Basics siehe S. 72 f.). Noch wirksamer auf die Produktion von Sirtuinen ist die Kombination von Resveratrol mit andern Sirtuin-aktivierenden Maßnahmen und Verbindungen (NAD und NAD-Verstärker).

Epigenetisch wirksame Medikamente

- **Rapamycin/Sirolimus** hemmt einen Proteinkomplex, der zuständig ist für Zellwachstum und -teilung. Die dortige Andockstelle für Rapamycin wird mTOR genannt Die Hemmung von mTOR hat Rapamycin zu einem bewährten Medikament in der Transplantations- und Krebsmedizin gemacht, wo es hochdosiert angewendet wird. In niedriger Dosierung bietet es auch in der

Altersmedizin sinnvolle Ansätze im Hinblick auf die Hemmung unnötiger Zellteilungen, die Eindämmung entzündlicher Prozesse sowie die Steigerung von zellulären Regenerations- und Reparatur-vorgängen.

Zum heutigen Zeitpunkt erscheint Rapamycin als vorbeugend altersaus-bremsendes Mittel nicht geeignet, weil es sehr teuer ist. Dennoch wurde 2020 in den USA eine Studie gestartet (PEARL), mit der die Forscher die altersausbremsende Wirkung von Rapamycin auf sehr breiter Ebene untersuchen. Das könnte dazu führen, dass ein bedeutender Langlebig-keitseffekt des Medikaments dessen hohe Kosten für die Vorbeugung und Behandlung krankhafter Alterungsprozesse rechtfertigt. Die Studie endet im Dezember 2023.

- **Metformin:** Auch diese Substanz hemmt mTOR und verhindert damit eine überhöhte Zellteilungsrate, sie wirkt darüber hinaus senkend auf den Insulinspiegel im Blut und dämpft Entzündungs-reaktionen. Metformin ist sicher, was Nebenwirkungen angeht, und kostengünstig herzustellen. Und es wirkt auf alle wichtigen Ansatzpunkte für das biologische Altern.

Metformin ist ein in Deutschland schon lange zugelassenes Diabetes-medikament, preiswert, aber in der gesamten EU rezeptpflichtig und bisher off-label nur für die Behandlung des PCOS (Polyzystisches Ovar-Syndrom) zugelassen. Die englische Bezeichnung off-label use bezeichnet die Verordnung eines Fertigarzneimittels außerhalb des durch die Arzneimittelbehörden zugelassenen Gebrauchs.

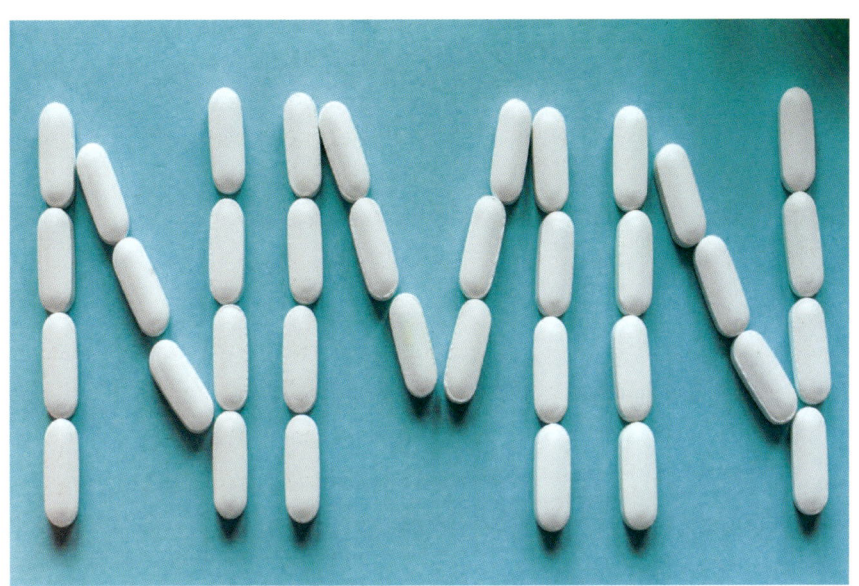

NMN und Metformin – privater Erfahrungsbericht eines Forschers

David A. Sinclair berichtet über seinen eigenen Vater, der mit Mitte 70 begann, Metformin und NMN einzunehmen, und der seitdem eine bemerkenswerte positive Veränderung durchgemacht hat: Sowohl körperlich als auch mental fühlte er sich bereits nach einem halben Jahr deutlich »verjüngt«, was durch verschiedene Messungen auch objektiv bestätigt werden konnte (Sinclair, 2019, S. 202 ff.).

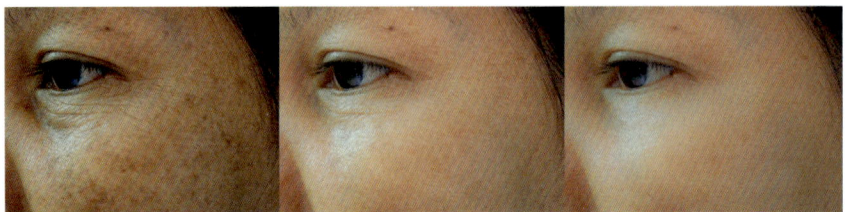

Kritischer Ausblick

Finden Sie hier nun abschließend eine Sammlung möglicher Ansätze aus gesellschaftspolitischer und wirtschaftlicher Sicht, um Alterungsprozesse in Zukunft schneller, besser und vor allem ganzheitlich heilen zu können.

Das Altern als Krankheit definieren

Die Bedeutung der Altersforschung insbesondere in Zusammenhang mit dem metabolischen Syndrom sieht man heute schon in den USA: Hier sind bereits jetzt 20 Prozent der Bevölkerung Diabetiker, 60 Prozent gelten als akut von Diabetes bedroht. Vor diesem Hintergrund kann man es nur begrüßen, dass in den letzten Jahren in den USA eine massive Diskussion darüber aufgekommen ist, ob man das »Altern an sich« als Krankheit definieren sollte. – Eine Krankheit, die frühzeitig behandelt werden kann, was wiederum der Entwicklung eines Typ-2-Diabetes oder des metabolischen Syndroms massiv entgegenwirken könnte.

So weit sind wir in Deutschland leider noch lange nicht – hier werden in der wissenschaftlich orientierten Medizin nach wie vor nur die einzelnen altersbedingten Krankheiten behandelt, sei es Bluthochdruck, zu hoher Blutzucker, seien es aus dem Ruder gelaufene Blutfettwerte, sei

es Gicht, Rheuma, Grauer Star ... Die Liste ließe sich noch kilometer-
lang fortschreiben. Dies führt nicht zuletzt häufig dazu, dass viele
ältere und multimorbide Patienten eine besorgniserregende Menge an
Medikamenten einnehmen. Mit vielfach nicht mehr überschaubaren
schädlichen Wechselwirkungen, was dann mitnichten dazu beiträgt,
dass die Betroffenen gut und gesund lang leben.

Die Verringerung von Zulassungshindernissen
In den USA ist einzig die Food and Drug Administration (FDA), also
die dortige Behörde für Lebens- und Arzneimittel, zuständig für die
Zulassung neuer Medikamente und Supplemente.

Dahingegen sind in Deutschland allein drei unterschiedliche Behörden
zuständig für die Zulassung von neuen Arznei- oder auch nur Nahrungsergänzungsmitteln:

- das Bundesinstitut für Arzneimittel und Medizinprodukte (BfArM),
- das Paul-Ehrlich-Institut – Bundesinstitut für Impfstoffe und bio-
  medizinische Arzneimittel (PEI),
- das Bundesamt für Verbraucherschutz und Lebensmittelsicherheit
  (BVL).

Das Streben nach größtmöglicher Sicherheit im Umgang mit Arznei-
stoffen steht hierzulande einer möglichen raschen Verbesserung von
Lebensbedingungen durch NEM und Medikamente manchmal entgegen.

Altersmedizin im Spannungsfeld von politischen, wirtschaftlichen und individuellen Interessen
Nicht nur in Deutschland verfolgt die Pharmaindustrie wirtschaftliche
Interessen. Das liegt in der Natur eines jeden gewinnorientierten Unter-

nehmens. Und so kommt es beispielsweise dazu, dass in Forschung und Entwicklung von prophylaktisch altersausbremsenden Substanzen nur wenig investiert wird. Immerhin sind mit dem bestehenden Medikamentensortiment quasi alle einzelnen mit dem Altern verbundenen Krankheiten behandelbar und damit lässt sich viel Geld verdienen ...

Wer bezahlt für die wichtige Altersforschung?

Seit 2016 steht die Studie TAME (Treating Aging with Metformin) in den Startlöchern. Dabei handelt es sich um eine groß angelegte Metformin-Studie, konzipiert von der AFAR (American Federation for Aging Research – Amerikanische Vereinigung für Altersforschung).

Ziel ist es, die Wirkung des Antidiabetes-Medikaments Metformin auf das Altern an sich zu erforschen. Mehr als 3000 Menschen, alles Nicht-Diabetiker, im Alter zwischen 65 und 80 Jahren sollen fünf Jahre lang beobachtet werden. Die Hälfte davon nimmt Metformin ein, die andere Hälfte bekommt ein Placebo. Bis heute (Stand 05/2023) fehlen allerdings noch Finanzierungsgelder. In den USA genießt Metformin keinen Patentschutz mehr, wodurch die Pharmaindustrie wenig interessiert ist, Geld in die Studie zu investieren ...

Unser in großen Teilen gut funktionierendes und vom Grundsatz her sehr solidarisches gesetzliches Krankenversicherungssystem nimmt den Patienten teilweise die Selbstverantwortung: Es werden nur bestimmte Medikamente und Behandlungen übernommen. Ein Beispiel ist das

Medikament Semaglutid, ein Antidiabetikum, das auch für Nichtdiabetiker bei starkem Übergewicht zugelassen ist. Es ist seit Frühjahr auf dem Markt und verschreibungspflichtig, muss aber selbst gezahlt werden. Das könnte für viele Übergewichtige ein Ausschlusskriterium für eine solche Behandlung sein.

Auch eine bessere finanzielle Unterstützung bei einer langfristigen Ernährungsumstellung wäre dringend notwendig. Die Ernährung ist ein ausgesprochen wichtiger Baustein im Konzept des Anti-Aging. Stark übergewichtige Patienten und solche, die am metabolischen Syndrom leiden, sind oft nicht gut informiert über eine gute Ernährungsweise.

Sie bekommen zwar vom Arzt meist ausführliche **theoretische** Informationen dazu, wie sie ihre Ernährungsgewohnheiten umstellen können, in einem Kuraufenthalt sogar entsprechende Schulungen inklusive Küchenpraxis. Es wird aber in jedem Fall eine gute Weile dauern, bis sich bei den Patienten ein neues Essverhalten etabliert hat. Schließlich müssen langfristig jahrzehntealte, traditionelle Essensgewohnheiten überwunden werden (andere Lebensmittel, andere Zubereitungsarten, anderer Geschmack ...).

Daher ist es enorm wichtig, dass vor allem ambulant betreute Patienten kostenlosen(!) Zugang zu Low-Carb-Kochkursen haben, dass Reha-Patienten nach ihrem Aufenthalt weiter mit Gleichgesinnten am Low-Carb-Thema bleiben können (z. B. über Selbsthilfegruppen), dass idealerweise alle Betroffenen von Ernährungsberatern über Monate hinweg persönlich begleitet werden – als Kassenleistung!

Gesundheit als Frage des Geldes – kein neues Thema

Im europäischen Mittelalter wurden die Menschen im Schnitt nur knapp 30 Jahre alt. Dabei bargen die menschlichen Gene schon damals – wie seit Anbeginn des menschlichen Lebens – das Potenzial zu einem langen, gesunden Leben. Diese niedrige durchschnittliche Lebenserwartung liegt zum großen Teil an der im Mittelalter extrem hohen Säuglings- und Kleinkindersterblichkeit. Doch selbst diejenigen, die das Kindesalter überlebten, wurden in der Regel nicht älter als 40 Jahre.

Verantwortlich für den sehr frühen Tod vieler waren außerordentlich schlechte Lebensbedingungen: Kriege, die starke Abhängigkeit von Wetterereignissen, Missernten, Armut – dadurch eine mangelhafte Ernährung, katastrophale hygienische Bedingungen (u. a. durch das Zusammenleben von Menschen und Tieren auf engem Raum sowie immer voller werdende Städte) – und auch die Pest-Pandemie. Nicht zuletzt fehlte es an einer für jeden zugänglichen Gesundheitsversorgung. Wer einen Arzt oder Medizin brauchte, musste Geld haben.

Mit dem nötigen »Kleingeld« konnte man sich Gesundheit, und damit oft Langlebigkeit, leisten – von besseren hygienischen Lebensbedingungen und einem Leben ohne auszehrende Schwerarbeit bis hin zu einer nach damaligem Stand der Wissenschaft modernen Arztbehandlung. So wurde beispielsweise der Maler Michelangelo 88 Jahre alt ...

Doch nicht nur die fehlende Übernahme von Medikamenten oder begleitenden Maßnahmen macht es schwer, sich in Deutschland eigenverantwortlich um ganzheitliches Anti-Aging zu kümmern.

Es gibt auch Zulassungshindernisse, was das substanzunterstützte Ausbremsen des Alterns betrifft:

So ist, wie erwähnt, NMN hierzulande bisher nicht als Nahrungsergänzungsmittel zugelassen, es kann nur als Chemikalie erworben werden. Das macht es potenziellen Anwendern unnötig schwer, an die Substanz heranzukommen. Als zugelassenes NEM könnte man es in jedem Drogeriemarkt kaufen.

Und immer wieder Metformin!
Die Forschungsergebnisse von Horvath (»epigenetische Uhr«) und Sinclair (»Das Ende des Alterns«) haben zum ganzheitlichen Verständnis des menschlichen Alterns immens beigetragen und gelten nach wie vor als wegweisend. In den letzten Jahren wurden auf dieser Basis weitere bahnbrechende Forschungen zum Altern als Krankheit durchgeführt. Unter anderem zu Metformin.

Wie bereits oben erwähnt, ist dieses Medikament in der EU nur auf Rezept erhältlich und auch nur gegen Diabetes bzw. PCOS. Eine Ausweitung der Zulassung dieses einfach herzustellenden und damit preiswerten Medikaments könnte vielen Menschen helfen, gesünder älter zu werden und andere Medikamente mindestens zu reduzieren, wenn nicht gar abzusetzen.

Bereits 2016 stellte der Schweizer Allgemeininternist und Geriater Prof. Cornel Sieber in einem Interview mit der ÄrzteZeitung fest: »Im

Bereich Diabetes setzen die nordamerikanischen Kollegen stark auf Metformin bei betagten Patienten, viel mehr als wir das sehen würden« (https://www.aerztezeitung.de/Medizin/Die-Zielgroesse-heisst-Teilhabe-am-Leben-293451.html).

Eine wieder bessere Immunkompetenz: Metformin in Kombination mit Hormonen – die TRIIM-Studien

Der amerikanische Kryobiologe und biologische Altersforscher Greg(ory) Fahy stieß mit einer Studie zufällig auf Möglichkeiten, die den Menschen zusätzliche gesunde Lebensjahre bringen könnten. In seiner sehr kleinen klinischen Studie mit nur neun älteren männlichen Freiwilligen, die 2017 nach einem Jahr Laufzeit endete, wollte er herausfinden, wie das Immunsystem möglichst lange möglichst gut arbeiten kann. Genauer gesagt erforschte Fahy Möglichkeiten zur Reaktivierung der Thymus-drüse, in der die zum spezifischen Immunsystem gehörenden T-Zellen heranreifen. Die Studie, um die es hier geht, hat den Namen TRIIM (Thymus Regeneration, Immunorestoration and Insulin Mitigation – Thymus-Regeneration, Wiederherstellung des Immunsystems und Senkung des Insulins).

Die Thymusdrüse, die sich hinter dem Brustbein befindet, arbeitet nur in der Zeit des Heranwachsens. Danach bildet sie sich nach und nach zu funktionslosem Fettgewebe um. Greg Fahy wollte die Thymus-drüse mittels Gaben von DHEA (einer Vorstufe männlicher wie weib-licher Sexualhormone), hGH (englisch: human Growth Hormone, Wachstumshormon) und Metformin (das erwähnte Antidiabetikum) wieder zum Funktionieren bringen. Sein Ziel: Das Altern des Immun-systems zu verhindern durch den Nachschub von neugebildeten T-Zellen aus der »wiederauferweckten« Thymusdrüse.

Mithilfe von Steve Horvath und dessen Methode, das epigenetische Alter über die Methylierung der DNA (Horvath-Uhr, siehe S. 70 ff.) zu bestimmen, kam Fahy zu dem Schluss, dass seine Probanden durch die Behandlung nicht nur eine bessere Immunkompetenz erreicht hatten, sondern darüber hinaus auch ein um durchschnittlich 2,5 Jahre jüngeres biologisches Alter (Fahy et al., 2019).

Eine Folgestudie wird nun das gleiche Testszenario auf einen größeren Personenkreis ausweiten. Sie hat den Namen TRIIM-X, befindet sich (Stand 02/2023) noch in der Rekrutierungsphase. Teilnehmen sollen über 12 Monate hinweg 85 über 40-jährige Freiwillige, auch weibliche.

Mehr Forschung zu Senolytica!
Substanzen, die nicht mehr teilungsfähige Zellen abtöten bzw. deren Stoffwechsel zum Stillstand bringen, werden als Senolytika bezeichnet. Dazu gehören z. B. Spermidin und Quercetin (siehe auch S. 66). Aktuelle Forschungen an deutschen Instituten beschäftigen sich mit deren Wirkung gegen Krebs und das Altern beim Menschen. Auch Japanische Forscher haben sich mit zellauflösenden Antikörpern beschäftigt und im Jahr 2022 einen hoffnungsvollen Ansatz für eine Impfung gegen das Altern vorgestellt (Suda et al., 2022).

Yamanaka-Faktoren führen zur Verjüngung von Zellen
Die Arbeit des japanischen Stammzellforschers Shinya Yamanaka hat die Altersforscher bereits 2007 in große Aufregung versetzt: als Yamanaka und sein Team zeigten, dass ausgereifte menschliche Körperzellen in undifferenzierte »Alleskönner«-Stammzellen zurückumgewandelt werden können. Für diese revolutionäre Entdeckung wurde ihm zusammen mit John Gurdon 2012 der »Nobelpreis für Physiologie oder Medizin« verliehen.

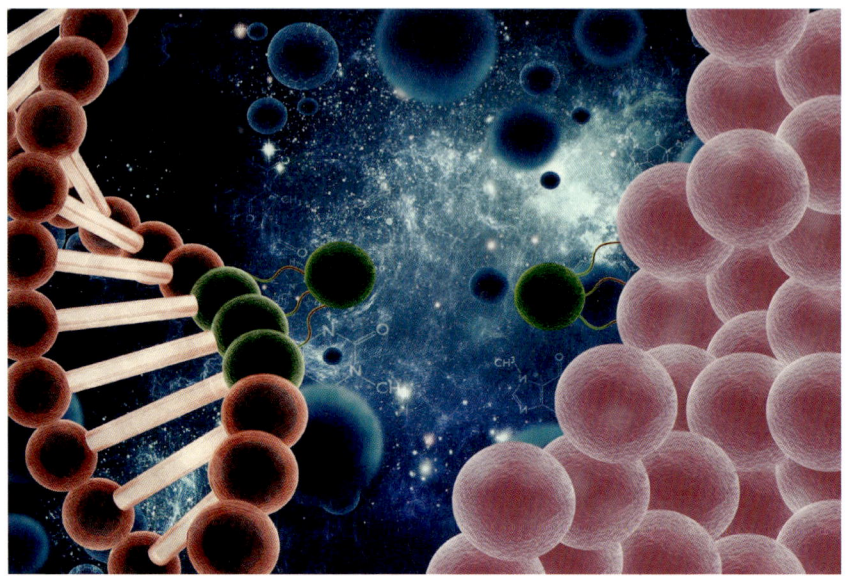

Yamanaka und sein Team identifizierten in Versuchen mit Mäusen
bereits 2006 vier sogenannte Transkriptionsfaktoren (Oct4, Sox2,
Klf4 und cMyc, abgekürzt OSKM). Sie setzen auf der Ebene der DNA
bzw. deren Verdopplung vor einer Zellteilung an und bewirkten, dass
sich bereits differenzierte Zellen wieder zurück in einen embryonalen
Stammzellzustand versetzen. Die Transkriptionsfaktoren wurden
in großer Menge in die Zelle(n) eingebracht, und bei jeder neuen
Zellteilung konnten sich daraufhin die Zellen tatsächlich Stück für
Stück zurückentwickeln – bis zu einem Stadium, in dem aus ihnen
wiederum Zellen jedes beliebigen Körpergewebes entstehen konnten.
Die vier genannten Faktoren werden nach ihrem Entdecker seither als
Yamanaka-Faktoren bezeichnet.

Auch wenn die Faktoren wissenschaftlich noch weiterhin gründlich untersucht werden müssen, der eine oder andere Faktor inzwischen als weniger hilfreich angesehen, wird, dafür weitere Faktoren neu entdeckt wurden, bergen sie hinsichtlich der Altersforschung bereits große Chancen und Vorteile:

- Eine Behandlung von Zellen mit Yamanaka-Faktoren, bzw. deren modernen Varianten kann der Zellalterung wirksam entgegenwirken, weil man dadurch möglich ist, erkrankte/degenerierte Zellen zu reprogrammieren.

- Die Gewinnung von Stammzellen aus differenzierten Zellen bietet bisher ungeahnte Möglichkeiten: Damit lassen sich Stammzellen aus Körperzellen gewinnen, ohne dass dabei Embryos zu Schaden kommen, etwa für Medikamententests an menschlichen Zellen oder auch für den Einsatz in der regenerativen Medizin (gezielte »Züchtung« von menschlichen Organen/Organteilen im Labor bzw. in genveränderten Tieren).

Das Entzündungsprotein CRP aus dem Blut auswaschen
Der **CRP-Wert,** ein wichtiger Blutwert, der auf Entzündungen hinweist (siehe Kapitel »Altern als entzündliche Krankheit«, S. 35 ff.) erhält nach wie vor viel zu wenig Beachtung in Deutschland – während in den USA Präsident George W. Bush bereits 2003 damit Wahlkampfwerbung betrieb: Er machte seinen niedrigen CRP-Wert öffentlich und wollte mit diesem »Jugendlichkeitsfaktor« die Menschen überzeugen, dass er auch noch eine weitere Amtszeit bei bester Gesundheit weiterregieren kann. Im Februar 2003 berichtete die Zeitung »Die Zeit« über einen Artikel in der »New York Times«, demzufolge Bush den US-Bürgern mitgeteilt

hatte, dass er einen respektabel niedrigen CRP-Wert habe. Was in der Tat eine sichere Aussage über das persönliche, niedrige, Herzinfarkt-risiko darstellt. In den USA ist seither für Hunderttausende Menschen die regelmäßige Bestimmung ihres CRP-Werts eine viel genutzte Prä-ventionsmaßnahme (Quelle: DIE ZEIT 13.02.2003 Nr. 8).

Da der CRP nicht nur ein Marker für Entzündungen ist, sondern diese auch aktiv befeuert und den Zelluntergang forciert, konnte man inzwischen vielversprechende Ergebnisse mit einer Blutwäsche (Apherese) erzielen, die CRP aus dem Körper entfernt. Damit kann etwa bei einem akuten Herzinfarkt verhindert werden, dass (zu viel) noch regenerierbares Herzmuskelgewebe zugrunde geht.

Das Verfahren der CRP-Apherese wurde in jüngster Vergangenheit auch erstmalig bei schwer an Covid-19 erkrankten Patienten angewendet, bei denen die Gefahr eines akuten Lungenversagens bestand. Hier bewährte sich die rasche Senkung des CRP-Spiegels als Möglichkeit, Lungenzellen zu erhalten, das Entzündungsgeschehen in der Lunge einzudämmen, intensivmedizinische Behandlungen und Tod durch Lungenversagen zu verhindern. Vor diesem Hintergrund könnte die CRP-Apherese auch eine realistische Möglichkeit bei Arteriosklerose-Patienten darstellen, um die entzündliche Aktivität des CRP in den Gefäßen kurzfristig rasch zu senken und damit die Wirksamkeit von Lebensstilmaßnahmen signifikant zu erhöhen.

Auch Fortschritte in der Informatik, in der Digitalisierung, der Datenver-arbeitung sowie die Unterstützung durch künstliche Intelligenz werden uns helfen, das Altern schneller noch besser zu verstehen und vor allem noch besser behandeln zu können. Vor allem dadurch, dass Forschung effizienter erfolgen kann und Ergebnisse schneller und effizienter ana-lysiert werden können.

Zu guter Letzt

Eine längere gesündere Lebenszeit bietet uns

- eine längere Zeit, aktiv am Leben teilzunehmen, auf sozialer, gesellschaftlicher und beruflicher Ebene – das betrifft Familie und Freunde, aber auch das Vereinsleben, Ehrenamt und die berufliche Tätigkeit,

- eine längere Zeit frei von (chronischen) Schmerzen zu sein, was die Eigenständigkeit in der Lebensführung erhält,

- das längere Bewahren finanzieller Eigenständigkeit (weil z. B. hohe Kosten für Pflege gar nicht erst entstehen).

Enden wir daher mit einem Satz, den der britisch-amerikanische Anthropologe Ashley Montagu (1905–1999) hinterlassen hat:

> »Ziel des Menschen könnte sein, möglichst jung zu sterben und das so spät wie möglich.«

Anhang

Anhang

Hilfreiche Hinweise

Beratung und Unterstützung zu den in diesem Buch angesprochenen Themen erhalten Sie bei:

- Hausärzten und in internistischen Praxen
- Therapeuten, mit denen Sie bereits jetzt zusammenarbeiten
- Ihrer Krankenkasse (insbesondere, wenn es um Reha- bzw. Kur-Angebote geht)
- zertifizierten Ernährungsberatern (ggf. auch auf Überweisung)
- zertifizierten freiberuflichen Sporttrainern
- Reha-Zentren (Aufenthalte werden idealerweise in Zusammenarbeit mit dem behandelnden Arzt und der Krankenkasse geplant)

Anbieter von epigenetischen Tests in Deutschland sind zur Drucklegung des Buches folgende deutsche Unternehmen:

- seit 2018: **Genetic Age Test** (entwickelt in Zusammenarbeit mit dem Fraunhofer-Institut für Molekularbiologie und Angewandte Ökologie, Hamburg, zu beziehen über cerascreen.de – z. Zt. ca. 500 Euro)
- seit 2021: **epiAge** (zu beziehen über die Plattformen MoleQlar: www.moleqlar.de und AFEGA: www.afega.de – z. Zt. ca. 200 Euro)

Verwendete und weiterführende Literatur – Auswahl

- Sinclair DA. **Das Ende des Alterns – Die revolutionäre Medizin von morgen.** 2019, 1. Aufl., DuMont, Köln
- López-Otín C, Blasco MA, Partridge L, Serrano M, Kroemer G. **The Hallmarks of Aging.** Cell, 2013; 153(6):1194-1217. DOI: 10.1016/j. cell.2013.05.039
- https://www.age.mpg.de/de/gesund-alt-werden/was-ist-altern/wie-und-warum-altern-wir **Wie altern wir? Die Kennzeichen des Alterns.** – abgerufen am 06.04.2023
- https://www.quarks.de/gesundheit/medizin/ewig-jung-so-wollen-forscher-das-alter-zurueckdrehen/ **(Ewig jung: So wollen Forscher das Alter zurückdrehen)** – abgerufen am 03.06.2023

Entzündungen

- Huber W, Baehr von V. **Chronische Systemische Entzündungs-erkrankungen – eine standardisierte Diagnostik führt zur zeilgerichteten Therapie.** In: umwelt medizin gesellschaft, 2014; 27(4):271-276

Epigenetik

- Zylka-Menhorn V. **Das Epigenom – Der Dompteur der Gene.** Dt. Ärzteblatt, 2012; 109(20): A-1027-A-1028

Horvath-Uhr

- **Epigenetische Uhr – Auf ein paar Monate genau.** spektrum.
  de, Spektrum – Die Woche: 20. KW 2014/12.05.2014 [online] –
  abgerufen am 13.03.2023
- **Wie ist mein biologisches Alter, und wie gut sind die neuen Selbsttests? Ein Erfahrungsbericht.** riffreporter.de [online]– veröffentlicht
  am 09.05.2022 – abgerufen am 17.04.2023

Sirtuine

- https://www.mpg.de/319215/forschungsSchwerpunkt **(Bober, Eva:
  Können Sirtuine den Alterungsprozessen entgegenwirken?)** 2007 –
  abgerufen am 30.05.2023

Hormesis

- Fitzgerald KN, Hodges R, Hanes D, Stack E, Cheishvili D, Szyf M,
  Henkel J, Twedt MW, Giannopoulou D, Herdell J, Logan S, Bradley
  R. **Potential reversal of epigenetic age using a diet and lifestyle
  intervention: A pilot randomized clinical trial.** Aging (Albany NY).
  12.04.2021; 13:9419-9432. DOI: 10.18632/aging.202913

Resveratrol

- Lamming DW, Wood JG, Sinclair DA. **MicroReview: Small molecules that regulate lifespan: Evidence for xenohormesis.** Molecular Microbiology, 2004; (53)4:1003-1009. DOI: 10.1111/j.1365-2958.2004.04209.x

Mithormesis

- Ristow M, Schmeisser S. **Extending life span by increasing oxidative stress.** Free Radic. Biol. Med. 2011; 51(2):327-36. DOI: 10.1016/j.freeradbiomed.2011.05.010

Ernährung

- Heilmeyer P. **Die LOGI-Methode.** Ernährung & Medizin, 2008; 23(1): 20-25. DOI: 10.1055/s-2008-1074486
- Bien U; Glinski von D. **Das bi(e)näre System – Intelligentes Gewichtsmanagement.** 2008; Shaker Media, Düren
- Heilmeyer P, Heilmeyer B, Knyrim H, Worm N. **Einfluss kohlenhydratreduzierter Ernährung auf die Hypertonie beim metabolischen Syndrom.** Ernährung & Medizin, 2010; 25(4):166-171. DOI: 10.1055/s-0030-1255321
- Rickman AD, Williamson DA, Martin CK et al. **The CALERIE Study: Design and methods of an innovative 25 % caloric restriction intervention.** Contemp. Clinical Trials, 2011 Nov; 32(6):874-81. DOI: 10.1016/j.cct.2011.07.002

Psychologische Komponenten des Alterns

- Wahl H-W. **Die neue Psychologie des Alterns – Überraschende Erkenntnisse über unsere längste Lebensphase.** 2017, Kösel, München
- Voelpel S. **Entscheide selbst, wie alt du bist – Was die Forschung über das Jungbleiben weiß.** 2016, Rowohlt Taschenbuch, Hamburg

NMN

- Yi L, Maier AB, Tao R et al. **The efficacy and safety of β-nicotin-amide mononucleotide (NMN) supplementation in healthy middle-aged adults: a randomized, multicenter, double-blind, placebo-controlled, parallel-group, dose-dependent clinical trial.** GeroScience (2023) 45:29-43. DOI: 10.1007/s11357-022-00705-1

Q-10

- Cleren C et al. **Therapeutic effects of coenzyme Q10 (CoQ10) and reduced CoQ10 in the MPTP model of Parkinsonism.** Journal of Neurochemistry. März 2008; 104(6):1613-21. DOI: 10.1111/j.1471-4159.2007.05097.x

Lithium

- Kessing LV, Gerds TA, Knudsen NN et al. **Association of Lithium in Drinking Water With the Incidence of Dementia.** JAMA Psychiatry. 2017; 74(10):1005-1010. DOI: 10.1001/jamapsychiatry.2017.2362
- Chen S, Underwood BR, Jones PB, Lewis JR, Cardinal RN. **Association between lithium use and the incidence of dementia and its subtypes: A retrospective cohort study.** PLoS Med, 2022; 19(3):e1003941. DOI: 10.1371/journal.pmed.1003941

Lebenserwartung und metabolisches Syndrom

- Lakka H-M, Laaksonen DE, Lakka TA et al. **The metabolic syndrome and total and cardiovascular disease mortality in middle-aged men.** JAMA, 2002; 288(21):2709-2716

Epigenetische Tests

- https://www.riffreporter.de/de/wissen/epigenetische-uhr **Wie ist mein biologisches Alter und wie gut sind die neuen Selbsttests? Ein Erfahrungsbericht.** – abgerufen am 03.02.2023

Greg Fahy – TRIIM-Studien

- Fahy GM, Brooke RT, Watson J et al. **Reversal of epigenetic aging and immunosenescent trends in humans.** Aging Cell. 2019; 18:e13028. DOI: 10.1111/acel.13028

- https://www.quarks.de/gesundheit/medizin/ewig-jung-so-wollen-forscher-das-alter-zurueckdrehen/ – abgerufen am 29.04.2023
- https://www.lifespan.io/news/grey-fahy-on-the-triim-x-trial-at-eard2021/ **Reversing thymic involution seems to partially reverse epigenetic aging.** – abgerufen am 22.05.2023

Magnesium-Threonat

- Wang J, Liu Y, Zhou L-J et al. **Magnesium L-threonate prevents and restores memory deficits associated with neuropathic pain by inhibition of TNF-α.** Pain Physician. Sept/Okt 2013;16(5):E563-75

Omega-3-Fettsäuren

- Schacky von C. **Verwirrung um die Wirkung von Omega-3-Fettsäuren.** Internist 60, 2019; 1319-1327. DOI: 10.1007/s00108-019-00687-x

Selen

- Hoffmann PR, Berry MJ. **The influence of selenium on immune responses.** Molecular Nutrition and Food Research, 2008 Nov; 52(11):1273-1280. DOI: 10.1002/mnfr.200700330

Taurin

- Singh P, Gollapalli K, Mangiola S. et al. **Taurine deficiency as a driver of aging. Science,** 9 Jun 2023, Vol 380, Issue 6649. DOI: 10.1126/science.abn9257

CRP-Apherese

- Buerke M, Sheriff A, Garlichs CD. **CRP-Apherese bei akutem Myokardinfarkt bzw. COVID-19.** Med. Klinik-, Intensiv- und Notfallmedizin, 2022; 117(3):191-199; [online] 25.03.2022. DOI: 10.1007/s00063-022-00911-x

Moderne Altersmedizin

- https://www.dgim.de/www/interview-cornel-sieber/ **Cornel Sieber im Interview: »Wir leben in einer jugendverliebten Welt – das merken wir auch in der Altersmedizin.«** DGIM aktuell – Newsletter der Deutschen Gesellschaft für Innere Medizin. Ausg. 3/2022 – abgerufen am 28.05.2023
- https://www.aerztezeitung.de/Medizin/Die-Zielgroesse-heisst-Teilhabe-am-Leben-293451.html (Dr. Thomas Meißner: »Die Zielgröße heißt Teilhabe am Leben«) – veröffentlicht: 08.04.2016, abgerufen am 28.05.2023
- Suda M, Shimizu I, Katsuumi G et al. **Senolytic vaccination improves normal and pathological age-related phenotypes and increases lifespan in progeroid mice.** Nat Aging, Dez 2021; 1(12):1117-1126. DOI: 10.1038/s43587-021-00151-2

Über die Autoren

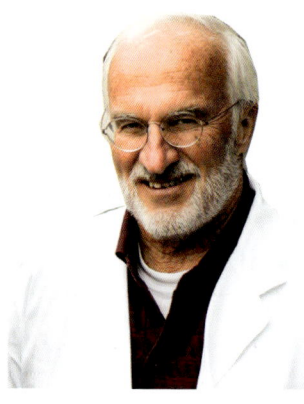

Dr. Peter Heilmeyer

Der Internist ist 1950 in Freiburg im Breisgau geboren, aufgewachsen und hat dort Medizin studiert. Nach Jahren in der Akutmedizin, zuletzt an der Uniklinik Freiburg, interessierte Dr. Peter Heilmeyer sich mehr und mehr für chronische Krankheiten und deren Ursachen und wechselte in die Reha-Medizin, weil man sich in diesem Fachbereich am ehesten mit den Ursachen der Zivilisationskrankheiten und den damit verknüpften Ursachen im Bereich des Lebensstils beschäftigt.

Als Chefarzt der Rehaklinik Überruh in Isny konnte Dr. Heilmeyer einige wissenschaftliche Arbeiten zur Ernährung, vor allem zur kohlenhydratreduzierten Diät bei Diabetes und Übergewicht (LOGI-Methode) konzipieren und durchführen.

In den letzten Jahren hat er sich besonders mit Nahrungsergänzungen als Anti-Aging-Mittel beschäftigt mit dem Ziel, möglichst lange gesund zu bleiben. Neben dem entsprechenden Literaturstudium führte er dazu auch Selbstversuche durch, über die in diesem Buch berichtet wird.

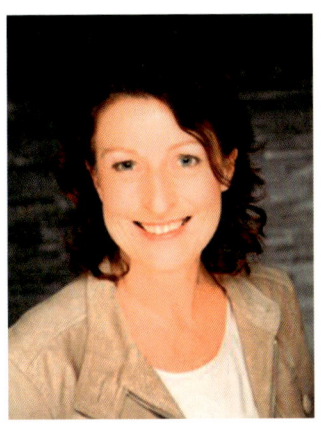

Claudia Lenz

Die Ökotrophologin arbeitet seit mehr als 25 Jahren als Fachlektorin und Autorin im Fachbereich gesunde Ernährung und Gesundheitssport sowie zu verschiedensten medizinischen Themen.

Aus der Feder von Claudia Lenz stammen viele Titel zur kohlenhydratbewussten Ernährung, unter anderem der Bestseller »Low Carb – das 8-Wochen-Programm« aus dem Trias-Verlag. Eine antientzündliche sowie immunstärkende Ernährung und Lebensweise sind weitere ihrer Schwerpunktthemen, immer auch mit großem Augenmerk auf gesunde Bewegung.

Die intensive Zusammenarbeit für dieses Buch mit Dr. Heilmeyer, der »neben einer wahren Fülle an Lebenserfahrung auch ganze Bibliotheken an Wissen im Kopf abgespeichert hat«, so Lenz, brachte ihr tiefe Einblicke in die faszinierende Welt des Anti-Agings auf medizinischer Ebene – bis zu den molekularen Details des Zellstoffwechsels.

Ihre Erkenntnis: »Wie gesund wir altern, wie jung wir uns beim Älterwerden selbst fühlen und wie jung wir sogar nach objektiven medizinischen Maßstäben bleiben, haben wir zum aktuellen Stand der Wissenschaft in weiten Teilen selbst in der Hand.«